고양이로 읽는

뇌과학

「進化しすぎた脳 －中高生と語る「大脳 生理 」の最前線」
ⓒ池谷裕二 朝日出版社 2004

SHINKA SHISUGITA NOU

-CHUKOUSEI TO KATARU ⟨DAINOU SEIRI-GAKU⟩ NO SAIZENSEN

ⓒ 2004 by YUJI IKEGAYA

All rights reserved.

Originally published in Japan in 2004 by ASAHI SHUPPAN-SHA

Korean translation rights arranged through IL BON CHUL PAN JUNG BO SA., SEOUL.

Korean translation copyright ⓒ 2005 by EunHaeng NaMu Publishing Co.

〈해마〉박사 이케가야 유지와 함께 하는
쉽고 재미있는 대뇌생리학 강의

교양으로 읽는

뇌과학

이케가야 유지 지음 _ 이규원 옮김

은행나무

목 차

제1장
인간은 뇌를 충분히 활용하지 못하고 있다

제2장 | 인간은 뇌의 해석에서 벗어날 수 없다

제3장

인간은 애매한 기억만 가지고 있다

제4장

인간은 진화 과정을 진화시킨다

뇌를 더 철저히 연구해 보자며 작정하고 미국으로 건너간 것이 2002년 12월. 나를 맞아준 뉴욕 거리는 성탄절 조명으로 아름답게 치장하고 있었습니다. 한 해 전에 터진 동시다발 테러의 충격도 가까스로 가라앉고, 거리를 오가는 사람들도 활기를 되찾기 시작한 즈음이었습니다.

"뉴욕의 고교생들에게 뇌에 대하여 강의해 보면 어떨까요?"

아사히출판사의 아카이 시게키 씨한테 그 제안을 받은 것이 마침 그 즈음입니다. 고교생에게 뇌에 대하여 알기 쉽게 해설한다? 그 제안을 받는 순간, 고교생이라니 참으로 절묘한 대상이 아닌가, 하고 직감했습니다. 호기심 왕성하고 온갖 문제의식이 싹트는 시기. 인생의 진로를 진지하게 고민하기 시작하는 나이. 나의 전공인 '뇌' 에 대하여 감수성 예민한 고교생들과 이야기한다면 그들에게나 나에게나 좋은 자극이 되겠다 싶어서 "미국에서 예정되어 있는 연구가 안정궤도에 오르면 꼭 해보고 싶습니다" 라고 긍정적으로 대답했습니다. 그리고 1년 반이 지난 지금, 마침내 그 바람을 이루었습니다.

이번 강의에서는 뇌에 대하여 단순히 교과서적으로 해설하는 데 머물지 않고 최신 연구 성과를 풍부하게 곁들여서 최대한 신선한 정보를 전하고자 노력했습니다. 어떤 정보나 마찬가지지만, 최신 정보란 아직 진위가 검증되지 않은 내용이 포함되게 마련입니다. 그 위험성을 알면서도 개성이 살아나는 강의, 내가 아니면 할 수 없는 독창적인 강의를 해보고자 애썼습니다.

강의 중간 중간에 전공인 대뇌생리학을 과감하게 벗어나서 심리학이나 철학 이야기도 합니다. '마음은 무엇인가, 마음은 어디에서 생겨나는가?' 라는 인류의 보편적인 난제뿐만 아니라 '마음이 존재한다는 것은 애초에 무슨 뜻인가?' 라는 의문까지 다뤄보았습니다. 또 내가 약학부에 적을 둔 사람인 만큼 알츠하이머병과 관련된 '약품' 을 계몽하는 데에도 시간을 할애했습니다.

사실 '의식' 의 해석이나 정의에 대해서는 뇌 과학자들 사이에서도 의견이 일치하지 않아 분명하게 말하기가 어렵습니다. 그러나 이 문제에서도 저는 감히 오해를 무릅쓰고 제 나름의 의견을 제시했습니다.

뇌 과학이 아직도 뇌에 대해 충분히 해명하고 있지 못한 상황은 어쩔 수 없는 일이라고 생각합니다. 뇌는 그렇게 단순한 것이 아니기 때문입니다.

다만 이 강의에서는 한 가지 한계가 더 있을지도 모릅니다. '이케가야 유지' 라는 강사가 과연 뇌 과학이라는 학문을 제대로 이해하고 있느냐, 라는 것입니다. 물리학자 파인만은 "고교생 정도의 지식층이 알아듣게끔 설명하지 못하는 사람이라면 과학을 제대로 이해했다고 할 수 없다" 라고 말했습니다. 이런 의미에서 이번 뇌 과학 강의는 명색이 뇌 과학자인 내가 정말로 뇌 과학을 제대로 이해하고 있는지 그렇지 않은지를 검증받는 시금석이기도 합니다. 이제 그 판정을 독자들에게 묻고 싶습니다.

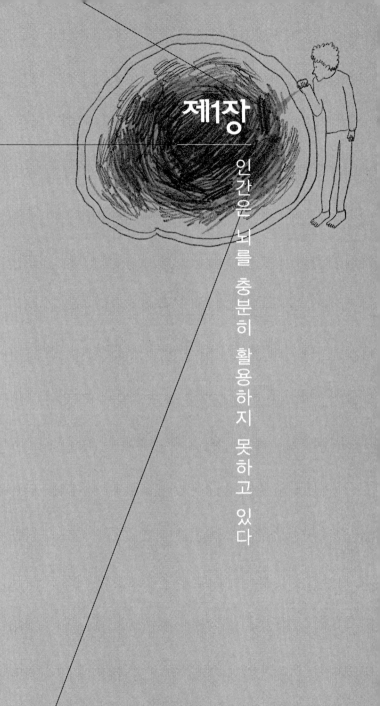

제1장

인간은 뇌를 충분히 활용하지 못하고 있다

이렇게 만나게 돼서 정말 반갑다. 나는 오늘부터 네 번에 걸쳐 뇌에 대하여 강의하게 된 이케가야다.

먼저 간단히 나를 소개하면, 뇌 과학을 전공하고 현재 뉴욕 콜롬비아대학에서 연구원으로 일하고 있다. 흔히 '뇌'를 연구한다고 말하지만 사실 뇌 연구에는 참으로 다양한 분야가 있는데, 나는 그 중에서도 '대뇌생리학'을 전공하고 있다.

뇌 과학자라고 해서 뇌에 대해서 뭐든지 다 아는 것은 물론 아니다. 어쩌면 어떤 부분에서는 여러분이 나보다 더 많이 알고 있을지도 모르지.

앞으로 강의를 듣다 보면 알겠지만, 사실 뇌는 아직 제대로 해명되지 못하고 있다. 사람의 신체 중에서 과학적 해명이 제일 늦은 곳이 아마 뇌일 거야. 그래서 앞으로 기 과학이 가장 많은 시간과 노력을 쏟아부어야 할 분야는 '뇌'와 '우주'일 것 같다.

'그렇다면 과연 여러분에게 뇌에 대해 무엇을 강의해야 할까' 하고 지난 며칠 동안 고민해 보았는데 사실은 특별히 강의할 만한 것이 없는 게 아닌가 하는 생각이 들었다.

오히려 여러분의 적극적인 반응과 참여를 기대해보는 것이 좋을 것 같다. 무슨 말이냐 하면, 내가 먼저 여러분에게 이런저런 질문을 던지고 여러분이 자신의 생각을 말하면, 거기에서 뭔가 새로운 얘깃거리가 생겨날지도 모른다는 것이다. 내가 미처 생각도 못 해본 방향으로 이야기가 진행된다면 더 흥미롭겠지. 따라서 아직은 '어떤 내용을 강의할까' '이야기를 어떻게 전개할까' 하는 구체적인 것은 명확하게 정해지지 않은 셈이다.

무엇보다 이 강의를 일반적인 학교수업으로 생각하지는 않았으면 좋겠다.

자, 그럼 무엇부터 시작할까. ……그래, 먼저 여러분이 뇌에 대해 어떤 이미지를 가지고 있는지부터 물어보고 싶군.

나는 밤낮 연구실에 틀어박혀서 연구를 한다. 뇌 연구를 업으로 삼고 있으니 뇌에 관해 늘 전문가하고만 이야기를 나눌 뿐, 일반 사람들을 만나서 뇌 이야기를 할 일은 거의 없다.

일반 사람들이 뇌에 대하여 품고 있는 이미지는 전문가하고는 분명히 차이가 있을 텐데, 그 차이가 무엇인지 실은 나도 모른다.

그래서 잠깐 물어보고 싶다. '뇌'라고 하면 제일 먼저 무슨 이미지가 떠오르지? 한 사람씩 돌아가면서 간단히 말해볼까? 무엇이든 좋다.

2 뇌에 대하여 어떤 이미지를 가지고 있나?

먼저 하나의 사례로 내 얘기를 해볼까? 고교생 시절, 나는 '뇌'는 왠지 신비하고 대단한 것이라고 막연히 생각했었다. 그때는 막 컴퓨터에 재미를 붙이기 시작해서, '컴퓨터나 로봇, 안드로이드 따위처럼 인간이 만든 지능, 즉 인공지능(AI)과 뇌가 만들어 내는 살아 있는 지능은 어떻게 다를까?' 하고 궁금해 했었지.

어떤 것이라도 좋으니, 뇌에 대하여 여러분이 품고 있는 인상을 간단히 말해보자.

뇌가 어떻게 기억을 하고, 어떻게 그 기억을 근거로 행동하는지 신기해요.

음, 좋아. 아주 좋은 문제제기다. 오늘 강의의 중심 주제가 될 것 같군.

사람들이 뇌의 능력을 전부 사용하지 못하고 겨우 몇 퍼센트밖에 활용하지 못하는 것은 무엇 때문일까요?

오케이. 그것도 흔히들 궁금해하는 문제지. 오늘 강의의 요점이 될지도 모르겠군.

상황에 따른 대응이랄까, 어떻게 정보를 분류하고 어떻게 그것을 끄집어내는지 궁금해요.

그렇지. 결국 의지를 말하는 거로군. 어떤 장면이나 상황에 맞는 정보를 어떻게 출력하느냐? 어떤 때는 이렇게 하고, 또 어떤 때는 저렇게 하고, 혹은 이렇게 하지 않고 하는 식의… '어떻게 입력에 따라 출력을 선택하는가' 라는 문제 말이지.

뇌 속의 정보가 어떻게 행동으로 전달되는지 궁금해요.

음, 그러니까 밖에서 들어온 정보가 뇌에서 어떻게 처리되느냐, 하는 프로세싱의 문제가 되겠군.

기억한 내용은 뇌에서 어떻게 보관되고 있을까요?

그것도 현재 뇌 과학의 최전선에 있는 주제 가운데 하나인데, 전문적으로는 '내부표상'이라고 하지. 물론 기억한 것뿐만 아니라 '지금 보고 있는 것이 뇌에서 어떻게 표현되고 있느냐'라는 것도 아주 흥미로운 문제지.

분명히 기억한 것인데 아무리 애를 써도 기억이 나지 않아서 애를 태운 적이 있을 거야. 예를 들면 시험시간이 시작되면 머릿속이 새하얗게 되는 경우도 있지. 그 전날 잠 한숨 안 자고 공부했는데 말이야. 이런 것도 참 신비한 일이지. 뇌 속에서 정보가 어떻게 표현되고 축적되는가 하는 문제라고 할 수 있지.

잘 알려진 과학자 중에 아인슈타인 같은 사람이 있잖아요.

그런데?

보통 사람과 천재는 뇌가 다르게 생긴 걸까요?

음. 그런 문제라면, 좋아……. 아인슈타인의 뇌뿐만 아니라, 예를 들면 모차르트의 뇌는 어떤지, 또는 히틀러는 어떤지, 일본인 중에서라면 나쓰메 소세키의 뇌는 어떤지, 하는 것도 궁금하겠지.

이야기를 조금 더 진전시키면, 그런 비교는 어디까지나 사람과 사람을 비교하는 것이지. 뛰어난 사람과 평범한 사람, 혹은 정상적인 사람과 이상한 사람의 비교잖아? 하지만 그게 아니라 '원숭이와 사람은 무엇이 다를까'라는 비교도 가능하겠지. 오늘 이야기하게 되겠지만, 원숭이도 인간도 기본적으로는 크게 다르지 않은 뇌를 가지고 있다. 그럼 원숭이와 인간은 왜 그렇게 능력이 다를까? 즉, 개체 차이뿐만 아니라 종의 차이(사람과 원숭이처럼 서로 다른 종 사이의 차이)도 이야기할 수 있겠지. 그것도 좋은 시각이야.

뇌라고 하면 왠지 인간의 의지를 조종하는 곳 같아요. TV에서 본 적이 있는데, 뇌 제일 앞 의 몇 번째 운동령이라는 곳에서 근육을 조종한다고 들었어요. 그런 부위에 어떤 이상이 생기면 가냘픈 여자라도 씨름선수를 번쩍 들어올리는 괴력을 발휘한다고 하던데, 뇌에 그런 힘이 있다는 게 흥미로워요.

3 ▎ 인간은 마음과 뇌의 관계를 어떻게 보았을까?

그렇다. 여러분 이야기 속에 몇 가지 중요한 내용이 포함되어 있다.

먼저 의지, 마음의 문제를 들 수 있다. 마음이란 참 신기하지. 너무 신기해서, 솔직히 말하면 지금의 뇌 과학은 마음을 전혀 해명하지 못하고 있다.

예로부터 마음 심(心) 자는 심장 '심' 으로도 쓰였다. 옛날 사람들은 아마 마음이 있는 곳은 뇌가 아니라 심장이라고 보았던 모양이다. 일상생활에서도 그런 이미지가 남아 있지. "진심으로 감사합니다" 라고 할 때는 대개 가슴에 손을 대거든. 마음은 뇌에서 생겨난다는 것을 알고 있는 현대인들도 손을 이마에 대고 감사하다고 말하지는 않잖아. 그러고 보니 영어에서도 하트(heart)는 심장을 뜻한다. 이런 것만 보더라도 예로부터 마음과 뇌를 연결 짓지는 않았던 것 같다.

그럼 옛날 사람은 뇌가 무슨 역할을 한다고 생각했을까? 아주 오랜 옛날에도 두개골을 열어본 사람이 있었을텐데, 막상 열어 보니 뇌에 주름살이 가득했겠지. 그걸 본 사람의 상상일 테지만, 옛 문헌 중에는 뇌가 요즘 식으로 말하면 라디에이터처럼 체온을 식혀 주는 역할을 하는 곳이라고 적어 놓은 것도 있다. 이렇게 대부분의 사람들이 '마음' 은 '심장' 에 있다고 믿었던 시대가 분명히 있었다.

여러분에게 보여 주고 싶은 그림이 있다. 고대인의 기록인데, 이걸 보면 새롭게 깨닫는 점이 있을 것이다.

다음 그림은 7,000년 전 인간의 두개골 **그림1**이다. 7,000년 전이라면 얼른 감이 오지 않을 정도로 오랜 옛날이지. 우리가 아는 고대문명, 예를 들면 메소포타미아문명이나 이집트문명도 지금으로부터

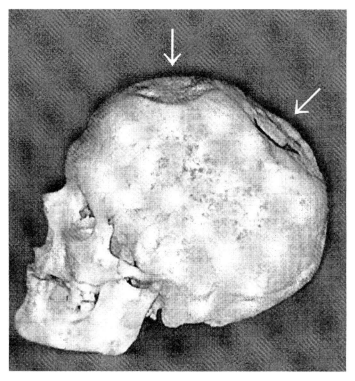

그림1 7,000년 전의 두개골

화살 표시 부분에 수술 자국이 보인다.

4,000년 내지 5,000년 전의 일이다. 그러니 이것은 그보다 훨씬 오래 된 사람의 두개골이다.

이 두개골 위쪽에 두 군데가 움푹 팬 게 보이지? 이것은 수술 자국 이다. 어떻게 수술 자국인 줄 아느냐 하면, 두개골을 열면 그 구멍을 뚫은 부분의 뼈가 제거되는 게 당연한데 이 사진을 보면 구멍 둘레의 뼈세포가 증식해서 구멍이 메워져 있기 때문이다.

만약 사고를 당하거나 무기에 맞아서 죽은 사람의 두개골이라면 여기에 그냥 구멍이 뻥 뚫려 있겠지? 사망하면 증식을 하지 못할 테니까. 따라서 이 흔적은 수술 자국이며, 더구나 그 수술이 제대로 성공했다는 것을 보여준다. 수술 후에도 한참을 멀쩡하게 살았다는 말이지. 적어도 두개골이 재생할 때까지는 살아 있었어.

당연한 말이지만, 당시는 마취기술 같은 것이 없었을 텐데 어떻게 수술을 했을까? 여럿이 달려들어 우격다짐으로 팔다리를 꽉 붙든 채 머리를 쾅쾅 때려서 두개골을 깨뜨렸을까.

이 시대 사람들도 어렴풋하게나마 '뇌는 중요하다' 고 생각했던 모양이다. 그렇지 않았다면 뇌가 조금 이상해졌다고 해서 수술까지 하지는 않았을 테니까. 어떻게든 고치려고 한 것을 보면 아주 원시적인 시대, 문명이 아직 발달하지 않은 그 시대에도 '뇌는 중요하다' 는 사실을 느끼고 있었다는 말이지.

자, 그럼, 오늘 첫 번째 주제부터 이야기해 보자. 뇌 과학뿐만 아니라 과학연구가 어떻게 진전되는지 알고 있나? 전 세계 수많은 연구실에서 과학자들이 열심히 실험을 하고 있다. 경우에 따라서는 개인적인 취미로 연구를 하는 사람도 있을 테고. 그러다가 새로운 발견을 하게 되면 어떻게 해야 할까?

발표해야겠죠.

발표한다…… 어디에?

학회에요.

학회라…… 학회에만 발표하면 될까?

일반 사람들에게도요.

일반 사람들에게 TV 같은 매스컴을 통해서 발표한다. 그것뿐일까?

동료 과학자들에게도 하겠죠.

그래, 잡지에 싣는 거야.

전문 잡지들이 있는데, 그런 잡지에 공표해야 그 성과를 과학적인 성과로 인정받는 것이다. 학회에서 구두발표만 하면 증거가 남지 않는다. 학회에 발표하는 것도 정식 보고라고 볼 수는 있겠지만, 거기 참석한 사람한테만 전달되겠지. 하지만 논문을 써서 국제적인 잡지에 실으면 전 세계 사람들이 읽을 수 있다. 아울러 그 잡지가 증거로 남겠지. 그래서 보통은 잡지에 실려야 비로소 정식으로 공표된 것으로 간주하는 것이다.

여기 몇 가지 논문을 가져왔는데, 지금 뇌 과학의 최전선에서 어떤 일들이 벌어지고 있는지 잠깐 살펴보길 바란다.

이것은 〈네이처〉라는 잡지인데, 과학계의 우두머리 같은 존재다그림2. 지금 여러분이 보고 있는 것은 〈네이처〉 2002년 5월 2일호에 실린 단 두 페이지짜리 논문 기사다.

이 논문은 굉장히 충격적이었다. 무슨 실험이었는지는 제목을 보면 알 수 있을 것이다. '쥐/리모트컨트롤/내비게이션' 이라고 적혀 있지?

그래, 〈쥐를 무선 조종하다〉라는 논문이다. 물론 진짜 쥐를 사용한 것이다. 로봇 쥐를 무선 조종용으로 개량한 정도라면 완구점에 가도 살 수 있겠지. 아, 그런 건 안 파나?(웃음)

하지만 이것은 '정말로 살아 있는 쥐를 인간이 자유자재로 조종할 수 있다' 는 내용이다. 놀랍지?

이 논문은 두 가지 측면에서 충격적이었다.

하나는 동물애호단체에서 반발이 있었다는 점이다. 쥐도 생명을 타고난 생물인데, 그 생명을 인간이 조종한다. 더구나 이 논문에는 앙증맞은 모습으로 그려져 있지만(리모트컨트롤 전파 수신기를 등에 매고 있지만), 실제로는 두개골에 구멍을 뚫고 뇌에 전극을 꽂았다. 너무 가혹한 모습이라 사진으로 보여주기가 뭣해서 논문에는 삽화로 대체했지. 그런 상태로 인간의 의지대로 조종할 수 있는 쥐 로봇을 만들어 버렸으니 이래서는 동물이 너무 불쌍하지 않으냐, 라는 반발이 일어난 것이지.

또 하나는 '뇌를 자극함으로써 행동을 조종할 수 있다' 는 것인데, 이것은 순수하게 과학적인 충격이었다.

이번 강의에서는 전자, 즉 동물애호단체의 주장은 언급하지 않겠다. 그것만으로도 족히 책 한 권을 쓸 수 있을 만큼 심각한 문제이긴

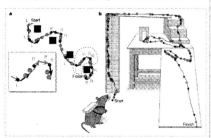

brief communications

Rat navigation guided by remote control

Free animals can be 'virtually' trained by microstimulating key areas of their brains.

Procedures used to train laboratory animals often incorporate operant learning paradigms in which the animals are taught to produce particular responses to external cues (such as aural tones) in order to obtain rewards (such as food). Here we show that by removing the physical constraints associated with the delivery of cues and rewards, learning paradigms based on brain microstimulation enable conditioning approaches to be used that help to transcend traditional boundaries in animal learning. We have used this paradigm to develop a behavioural model in which an experimenter can guide distant animals in a way similar to that used to control 'intelligent' robots.

Depending on the site of brain stimulation, an electrical stimulus can act as a cue or a reward[1-4]. Studies of these phenomena have generally been concerned with functional mechanisms of the nervous system[5], and little thought has been given to the potential of behavioural paradigms constructed wholly around such focal brain stimulations. We used stimulation of the somatosensory cortical (SI) and medial forebrain bundle (MFB)[1] as 'virtual' cues and rewards, respectively, delivered to freely roaming rats. We imposed behavioural contingencies so that an operator could accurately steer the animal, in real time, over any arbitrarily specified three-dimensional route and over a range of real-world terrains.

We implanted stimulating electrodes into the MFB of five rats; the same animals

Figure 1 Examples of guided rat navigation using brain microstimulation. Sketches are constructed from digitized video recordings. Red dots indicate rat head positions at 1-s intervals; green dots indicate positions at which reward stimulations were administered to the medial forebrain bundle (MFB; blue arrows indicate positions at which right (R) and left (L) directional cues were issued; black arrows indicate positions 0.5 s after directional commands). a, Route followed by a rat guided through a slalom course; inset, detail of the events that took place inside the dashed enclosure. b, Route taken by a rat guided over a three-dimensional obstacle course. The animal was restricted to climb a vertical ladder, cross a narrow ledge, descend a flight of steps, pass through a hoop and descend a steep (70°) ramp. Two rounds of high-density MFB stimulation were required to guide the rat successfully down the ramp, demonstrating the motivational qualities of MFB stimulation.

surroundings, running forwards and turning instantaneously on cue (Fig. 1a). They moved at speeds averaging 0.3 m s⁻¹ and worked continuously for periods of up to a 1-hour test limit.

Navigation over three-dimensional struc-

and to direct them through environments that they would normally avoid, such as brightly lit, open arenas.

Our results show that 'virtual' learning, involving direct stimulation of the central substrates of cues and rewards, can effec-

그림2 '쥐를 무선 조종하다'

살아 있는 쥐의 뇌에 자극용 전극을 꽂고 무선조종기로 자유자재로 조종할 수 있도록 한 실험.
2002년, 〈네이처〉라는 권위 있는 과학지에 게재된 논문.

하다. 하지만 그 주제는 다음에 이야기하기로 하고, 앞으로 강의 중에 동물 생체 실험에 관한 이야기가 종종 나올 텐데, 두 눈 꼭 감고 순수하게 과학적인 관점에서만 뇌 구조를 생각하기로 하겠다.

그럼, 연구자들이 이 실험을 어떻게 했을 것 같나? 인간이 쥐의 뇌를 자극해서 행동을 조종하려면 어떻게 해야 할 것 같아?

그냥 감으로 이야기해도 좋다. 사실 그 구조는 아주 간단한데. 자, 그럼 이 이야기는 뒤로 미루자. 오늘 강의 중에 그 이야기가 나올지 모르겠군.

5 ┃ 뇌는 할 수 있지만 컴퓨터는 못 하는 것

그럼 시점을 살짝 바꿔 보자. 이 실험은 동물을 로봇처럼 취급하고 있다. 하지만 과연 로봇과 동물을 구분하는 것은 무엇일까? 어떻게 생각해?

질문이 너무 막연한 듯하니 조금 좁혀서, 컴퓨터와 인간의 뇌는 무엇이 다른지 생각해 보자.

사실은 현재 뇌 과학계에도 정확한 답은 없다. 하지만 생각해 볼 수는 있겠지. 이야기가 무슨 철학 강좌로 흐르는 것 같군. 컴퓨터와 뇌는 무엇이 다르다고 생각하지?

컴퓨터는 0과 1밖에 사용하지 않죠.

하지만 뇌는?

전기신호를 사용하지 않나요?

컴퓨터도 전기신호인데……. 그럼, 뇌는 할 수 있지만 컴퓨터는 못 하는 것은 무엇이 있을까?

컴퓨터는 스스로 생각해서 실행하지 않아요. 인간이 명령하지 않으면 컴퓨터의 뇌는 움직이지 않죠.

자발성이 있느냐 없느냐라는 것이지? 그럴듯하군. 그럼 만약 컴퓨터의 성능이 좋아져서 자발성을 갖춘 컴퓨터가 나온다면 어떨까? 그 경우, 컴퓨터와 인간의 뇌는 다른 건가?

창조성의 차이가 있겠죠.

창조성, 새로운 것을 만들어내는 능력 말인가? 그럼 컴퓨터 성능이 개선되어서 창조성을 발휘할 수 있는 기종, 예를 들면 작곡을 한다거나 시를 짓는다거나 글재주 없는 사람보다 더 훌륭한 글을 쓸 수 있는 컴퓨터를 만든다면? 그렇게 된다면 무엇이 컴퓨터와 인간을 가르는 경계선이 될까?

생명을 가지고 있는가, 하는 문제겠죠. 기계는 전기로 움직이지만 인간은 언젠가 죽어요. 하지만 기계는 죽지 않지요.

내 컴퓨터도 종종 고장이 나던데…… 컴퓨터도 틀림없이 수명은 있을 것 같은데.

그것은 기계적인 수명이죠. 고장 난 부품을 교체하면 되니까 컴퓨터를 수리하는 컴퓨터가 있다면 고칠 수 있지 않을까요?

그렇군. 좋아. 아주 좋은 의견이야.

요즘 컴퓨터는 부품을 조립해서 만드니까 고장 난 부분만 고치면 다시 원래대로 쓸 수 있다. 맞는 말이지. 하지만 조금 더 생각해 보면, 사람도 교통사고로 다리를 잃어버리면 의족을 이용할 수 있다. 손이라면 의수가 있고.

요즘은 심장도 만들 수 있어요.

그렇지. 인공심장도 있지.

그것은 어디까지나 대용품이죠. 기능은 비슷하지만 본래의 것은 아니잖아요.

그렇군. 그럼 시각을 조금 바꾸어서 '나는 나'라는 확신 — 흔히들 아이덴티티라고 하지 — 을 낳는 것은 뇌인가? 심장이 '나는 나'라고 생각하지는 않겠지? 아마 뇌가 '나는 나라는 생각'을 하고 있을 것이다.

나도 컴퓨터가 돼 본 적이 없어서 알 수는 없지만, 컴퓨터에게 아이덴티티가 있을까?

잠시 인간의 경우를 생각해 볼까? 교통사고로 손을 잃어버린 사람이 의수를 부착한다. 그 의수는 물론 진짜 몸은 아니지만, 이럴 경우 그 사람은 그 사람으로 그대로 존재할 수 있을까? 물론 '나는 나'지.

게다가 다리까지 의족을 하고 있다고 해도 '나는 나', 심장을 인공심장으로 바꾸어도 '나는 나' 란 말이야.

그렇게 몸의 일부를 조금씩 교체해 간다면, 어디까지 바꾸면 '나는 나' 가 아니게 될까? 예를 들어 얼굴을 몽땅 성형해서 겉모양이 다른 사람이 되었다면 내가 아니게 될까? 마음까지 내가 아닐까?

표면적인 부분은 바뀌었지만 내면적인 마음이나 그 사람의 의지, 그 사람이 생각하는 바는 변하지 않겠지요.

그렇게 생각하지? 그럼 그 생각을 더 파고 들어가 보자. 의식이나 자신의 아이덴티티만 유지한다면 뇌를 전부 교체해 버려도, 몸 전체를 기계로 교체해 버려도(안드로이드android—인간 모양의 로봇) '나는 나' 일까? 어떻게 생각하지?

그럴 것 같아요.

그럴 것 같아? 좋아. 물론 그럴 것 같다는 생각이 들겠지. 그럼 네 옆에 완전히 똑같은 성능을 가진 안드로이드를 가져다 놓고, 네 의지와 마음을 그 안드로이드에게 복제해 놓으면 너는 두 명이 되는 건가?

그건 아니겠죠.

그렇다면 어디까지가 로봇이고 어디부터가 생체인지 그 경계선을 알 수가 없군. 그럼 이야기를 조금씩 진행시켜 보자.

누구나 뇌 사진이나 그림을 보았을 것이다. 굳이 설명하자면 그림3-A 에서는 왼쪽이 앞이고 오른쪽이 뒤, 위와 아래는 그대로이다.

뇌를 절단하면 그 단면은 그림3-B처럼 될 것이다. 제일 바깥쪽의 회 색 부분이 대뇌피질로, 신경세포 덩어리가 있는 곳이다. 안쪽의 하얀 부분은 조금 더 원시적인 뇌 작용을 하는 부분이다.

그리고 그림4가 신경세포(뉴런)다. 대뇌피질 속에 묻혀 있는 신경세포 인데, 조금 특수한 방법으로 염색한 것이다.

대뇌피질 속에는 굉장히 많은 신경세포가 꽉 차 있어서 신경세포를 전부 염색해 버리면 새카맣게 되어서 아무 것도 보이지 않게 된다. 하 지만 특수한 방법(골지 염색)을 이용하면, 무작위로 신경세포를 골라서 100개에 1개, 1,000개에 1개 정도만 가려서 염색할 수 있다. 그렇게 하면 이 사진처럼 선명하게 보이게 된다.

삼각형 모양의 신경세포가 죽 늘어서 있는 것이 보이지? 대뇌피질 속에는 다양한 형태의 신경세포가 있는데, 이 사진에서는 삼각형 모 양의 세포가 이렇게 죽 늘어서 있군.

다시 말하지만 뇌에는 신경세포가 엄청나게 많다. 신경세포의 크기 자 체는 보통 세포와 별로 다르지 않다. 아주 작지. 이 삼각형 세포는 비교적 큰 축에 속하는데도 직경이 25~30미크론 정도밖에 안 된다. 대뇌피질에 는 1mm²안에 대체로 2만~10만 개의 세포가 들어 있다.

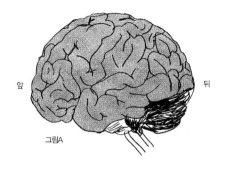

앞 　　 뒤

그림A

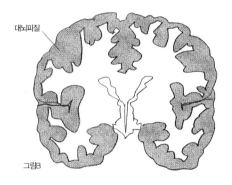

대뇌피질

그림B

그림3 뇌의 전체도와 단면도

그림A 전체도, 왼 이 앞.
그림B 단면도, 대뇌피질은 뇌의 표면 부분으로 회색을 띠며, 신경세포가 꽉 차 있다.

　다음으로 동물과 인간의 뇌를 비교해 보자. 그림5는 뇌의 크기를 비교한 것이다.

　가장 마지막에 있는 것이 쥐다. 쥐 중에서도 시궁쥐, 즉 실험용으로 많이 쓰는 래트라는 종이다. 그리고 위에서부터 순서대로 돌고래, 인간, 침팬지, 양, 고양이, 토끼 순이다.

　사람들은 대개 인간을 진화 과정의 최종적인 산물이랄까, 진화계통수의 맨 꼭대기에 있다고 생각한다. 그것은 대체로 옳다고 가정해도 좋겠지만, 그런 생각을 확장하면 자칫 인간이 가장 뛰어난 뇌를 가지

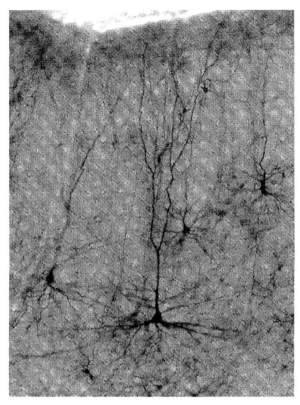

고 있다고 생각하기 쉽다.

하지만 실제로는 그렇지가 않다. 그림을 보면 알 수 있듯이 돌고래
가 인간보다 훨씬 큰 뇌를 가지고 있다. 그밖에 코끼리나 고래 같은 동
물들도 인간보다 큰 뇌를 가지고 있다.

그럼 **그림6**은 뇌 크기가 똑같다고 가정하고 비교해본 것인데, 쥐, 토
끼, 고양이…… 이 그림에서 뭔가 눈에 띄는 점이 없나?

주름 수가 달라요.

정말 그렇군. 그래, 쥐는 주름이 전혀 없어. 왜 주름의 수가 다를까?

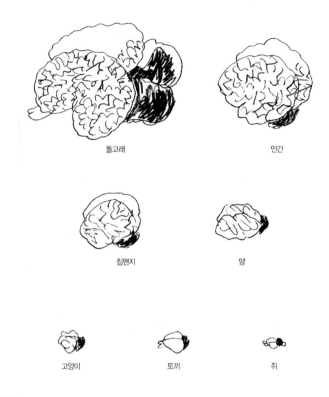

그림5 동물과 인간의 뇌 비교 I
돌고래의 뇌가 인간의 뇌보다 크다.

표면적 때문 아닐까요?

표면적이라니?

피질의 면적이요.

왜 피질의 면적을 크게 하려는 걸까? 그래, 단순한 이야기지만, 한 변이 1cm인 입방체와 2cm인 입방체의 '체적에 대한 표면적의 비율'은 볼륨이 커질수록 작아지겠지그림7. 1cm 입방체의 체적은 1cm³, 표면적은 6cm²이고 2cm 입방체의 체적은 8cm³, 표면적은 24cm²이다. 그러므로 1대 6과 8대 24로군.

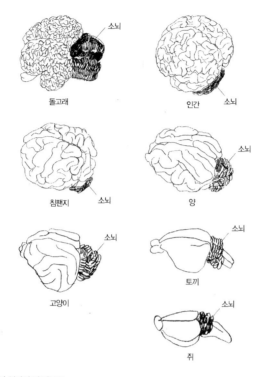

그림6 동물과 인간의 뇌 비교 II

뇌 크기를 상대적으로 비교한 그림. 주름이 많을수록 대뇌피질의 표면적이 커진다. 대뇌와 소뇌 크기의 비율도 달라진다는 데 주목. 운동신경이 뛰어난 동물일수록 소뇌의 비율이 높다.

대뇌피질은 운동이나 감각이나 의식 같은 뇌의 가장 고차적인 기능을 담당하는 중요한 부분이다. 피질은 입방체에서 말하는 표면적에 해당한다. 이 표면적이 크면 클수록 지능은 높아질 것이라고 생각하는데, 그냥 뇌를 크게 하기만 하면 볼륨은 커지지만 표면적까지 동일한 비율로 커지는 것은 아니다.

그래서 표면적을 늘리기 위하여 주름을 만든 것이지. 그림6을 보면 알 수 있겠지만, 주름이 가장 잘게 패여 있어서 척 보기에도 머리가 좋

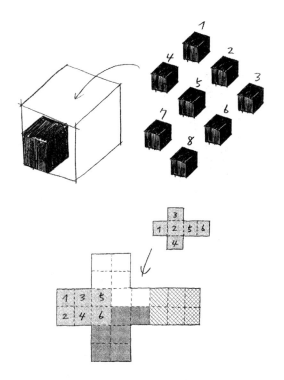

그림7 체적 증가와 표면적 증가의 관계

한 변이 1㎝인 입방체와 2㎝인 입방체의 '체적 비율'은 1:8. 그에 대하여 '표면적 비율'은 6:24=1:4. 체적이 증가해도 표면적이 그에 비례하여 늘어나지 않는다는 데 주의하자. 제한된 체적(두개골) 속에서 대뇌피질의 표면적을 늘리기 위해서는 뇌의 주름이 필요하다.

을 것 같아 보이는 것이 아마 돌고래의 뇌일 것이다. 그런데 정말로 돌고래는 머리가 좋을까? 어때, 머리가 좋을 것 같은가?

7 | 돌고래는 정말로 머리가 좋을까?

머리가 좋다고 들었는데요.

돌고래가 어떻기에 머리가 좋다는 것일까?

돌고래는 인간이 알아들을 수 없는 주파수를 사용해서 대화도 하니까요. 그만큼 돌고래의 뇌는 중요한 역할을 하는 거 같은데…….

그래. 그밖에 또 뭐가 있을까?

지축을 감지하기 때문에 지금 자기가 있는 위치를 알 수 있대요.

지금 나온 의견들은 돌고래가 인간보다 머리가 좋다는 것이라기보다 돌고래는 인간에게 없는 능력을 가지고 있다는 지적이로군. 머리의 좋고 나쁨과는 다른 차원의 이야기야. 앞에서 나온 이야기는 말하자면 초음파를 말하는 것이겠지.

돌고래는 앞이 잘 보이지 않는 캄캄한 바다를 헤엄칠 때도 초음파의 반사를 정확하게 감지해서 암초를 피해갈 수 있는 능력을 가지고 있다.

하지만 그런 것만을 위해서 이렇게 뇌가 커졌을까? 사실 캄캄한 어둠 속에서 초음파를 이용해서 움직이는 생물은 그밖에도 많잖아. 그래, 박쥐. 하지만 박쥐가 돌고래처럼 굉장한 뇌를 가지고 있느냐 하면, 실은 전혀 그렇지가 않거든. 크기도 작고. 초음파를 사용하기 위해서라면 박쥐 정도의 뇌로도 충분하겠지.

더구나 초음파 감지 능력에서는 돌고래보다 박쥐의 성능이 더 뛰어나거든. 초음파는 그렇게 조그만 뇌로도 감당할 수 있는 거야. 그렇다면 돌고래는 도대체 무엇에 쓰려고 이렇게 대단한 뇌를 가지고 있을까?

다른 돌고래들과 의사소통을 하기 위해서 아닌가요?

무엇으로 의사소통을 하지?

울음소리요.

울음소리로 의사소통을 하는 거라면 새나 벌레도 마찬가지지. 고래나 돌고래도 울음소리를 교환하지만 지금까지의 연구에 따르면 돌고래의 울음소리는 그 종류가 그렇게 많지 않은 것 같다.

더구나 조사하면 조사할수록 그것이 정말로 '언어'인지 뭔지 알 수가 없다고 한다. 문법이 있는 것도 아니고. 그렇다면 그들은 무엇을 하고 있는 걸까?

실은 여기 중요한 속임수가 있었던 것이다. 뇌가 크면 클수록, 그리고 뇌의 주름 수가 많으면 많을수록 똑똑하다는 통설은 옳지 않아.

돌고래의 지능은 세 살짜리 인간 정도라고들 한다. 물론 다른 동물에 비하면 돌고래는 똑똑할지도 몰라. 하지만 사람한테는 애초에 비교할 수가 없다. 이렇게 훌륭한 뇌를 가지고 있는데도 말이야.

8 | 포유류의 대뇌피질은 6층 구조다

이 문제를 다른 시각에서 생각해 볼까?

그림8은 대뇌피질의 극히 일부를 잘라내고 옆에서 바라본 것이다. 잘 보면 지층처럼 되어 있다. 빵과 크림을 층층이 쌓아서 만드는 케이크 같기도 하지?

이것이 대뇌피질의 기본구조다. 그림에 번호가 매겨져 있어서 알 수 있듯이 전부 6층이다. 이 사진은 머리 뒤쪽을 찍은 것이지만, 뇌의 어느 부위를 찍어도 대뇌피질은 모두 6층 구조로 되어 있다.

이 6층의 두께는 다 합치면 1mm 정도이고, 이렇게 층을 이룬 조직이 대뇌 전체의 공통된 구조다.

방금 어디에서 떼어내도 다 마찬가지라고 했지만 실은 돌고래의 뇌도 표면, 즉 대뇌피질은 역시 6층 구조다. 쥐의 뇌도 마찬가지지. 6층 구조는 모든 포유류의 공통점이다.

참으로 흥미로운 사실이지? 혹시 DNA가 닮은 것은 아닐까 하는 생각도 드는데, 과연 어떨까? 동식물을 포함한 거의 모든 생물이 DNA라는 유전 정보의 담당자를 이용하고 있다. DNA가 너무나 편리해서, 생명은 진화를 해 오면서도 그것을 계속 사용해 온 거지.

세균 같이 원시적인 생물이나 인간이나 DNA 구조는 거의 비슷하다**그림9**. DNA는 생명진화의 초기 단계에서 발견되었다. 그 이후 거기에 코드화되어 있는 정보는 점점 복잡해지고 교묘해졌지만, DNA의 기본구조는 고대 생물과 다르지 않다.

그것과 비슷하리라는 생각이 드는데, 포유류는 진화의 어느 단계에서 6층이라는 지극히 편리한 구조를 가진 뇌를 갖게 되었다. 그 성능

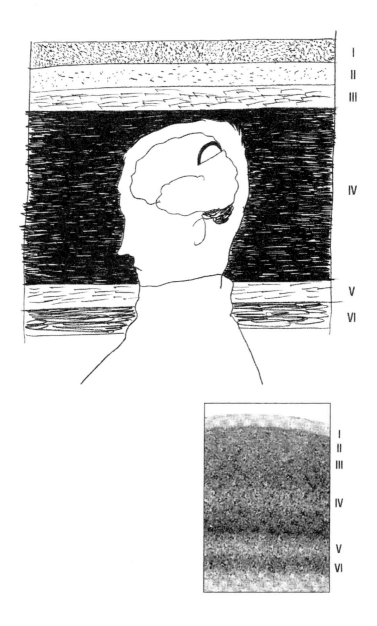

그림8 대뇌피질의 6층 구조
대뇌피질의 일부를 잘라낸 단면도. 이 6층 구조는 모든 포유류의 대뇌에 공통된다.
Reproduced from David H. Hubel, EYE, BRAIN, AND VISION, (W. H. Freeman & Company, 1988)
p.97.

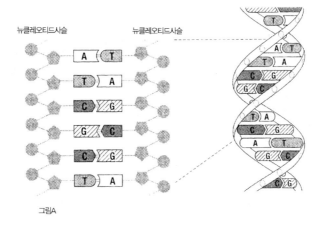

뉴클레오티드사슬   뉴클레오티드사슬

그림A

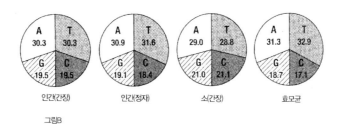

| A 30.3 | T 30.3 |
| G 19.5 | C 19.5 |
인간(간장)

| A 30.9 | T 31.6 |
| G 19.1 | C 18.4 |
인간(정자)

| A 29.0 | T 28.8 |
| G 21.0 | C 21.1 |
소(간장)

| A 31.3 | T 32.9 |
| G 18.7 | C 17.1 |
효모균

그림B

그림9 DNA 구조와 그 공통점
동식물을 포함한 거의 모든 생물에 DNA의 기본구조는 공통된다.
그림A DNA의 분자모형(A: 아데닌 G: 구아닌 C: 시토신 T: 티민).
그림B DNA의 염기조성. 수치는 분자수의 비율(%)을 표시한다.
출전 : {고등학교 개정 생물 II } (제일학습사, 1998년) p.46.

이 너무나 좋아서 그 뒤에는 6층 구조의 표면적만 늘리면서 진화해 온 것이지.

　내가 미국에서 공부하는 이유도 사실은 대뇌피질의 6층이 과연 무엇을 하고 있느냐를 조사하기 위해서다. 사실 쥐와 사람이 모두 6층 구조를 가지고 있다는 것은 너무나 신기한 일이다. 대뇌피질은 그 동물의 종을 결정짓는 중요한 역할을 맡고 있는 부분이 아닌가. 쥐면 쥐로, 사람이면 사람으로, 동물의 행동과 사고에 고유한 패턴을 결정해 주는 것이 바로 대뇌피질이다. 그런데 그 대뇌피질을 잘게 분해해 보니 어느 동물이나 똑같은 구조를 하고 있는 것이다.

뇌 표면적을 늘리는 것이 진화의 핵심이었다. 다음과 같은 예를 생각해 보면 이해하기가 쉬울 것이다. 어느 순간에 인간은 '벽돌' 이라는 건축 소재를 발견했다. 그리고 그 후에는 큰 집을 지으려면 벽돌을 많이 쌓기만 하면 되었다. 그와 마찬가지로 단순하고 알기 쉬운 것을 진화 과정에서 거듭 쌓아 왔다는 것이다.

그러므로 뇌의 벽돌에 해당하는 대뇌피질 6층 구조의 미세한 형태나 기능을 알아내면 뇌 전체를 이해하는 실마리를 찾을 수 있을 것이다. 하지만 DNA 구조나 역할은 이미 과학적으로 해명되고 있는 데 반해 대뇌피질 6층 구조의 기능이나 역할은 아직 알려져 있지 않다. 6층 구조 자체는 매우 단순한데도 불구하고 현대 뇌 과학은 아직 해명을 하지 못하고 있다. 따라서 이 문제를 푸는 것은 도전할 만한 가치가 있는 일이다.

내 실험에서는 대개 쥐를 사용한다. "쥐의 뇌를 연구한다고 인간의 뇌를 알 수 있겠어요?" 하는 사람이 있을지도 모르지만, 쥐의 대뇌피질과 인간의 대뇌피질은 둘 다 기본적으로 6층 구조를 갖고 있다. 그러므로 쥐를 연구해서는 아무 것도 알아낼 수 없다는 것은 잘못된 생각이다. 오히려 쥐가 행동이나 판단력이 더 단순하므로 연구 재료로 보다 알맞다고 할 수 있다.

그림10은 각각 사람, 고양이, 쥐의 뇌다. 이것이 오늘 이야기의 핵심이 될 것 같은데, 뇌의 '시각령'은 이를 테면 '이것은 빨간색을 띤 공이다'라는 정보를 받아들이는 부분이다. 즉 본다는 행위를 관장하는 곳이지. 바꾸어 말하면 눈에 들어온 정보는 먼저 여기에서 처리된다.

그림에서 알 수 있듯이 시각령은 모두 머리 뒤쪽에 위치한다. 이는 모든 포유류에 공통되는 점으로, 눈으로 본 정보를 처리하는 부위가 후두부에 모여 있기 때문이다.

한 번 잘 생각해 보기 바란다. 왜 이 부위에서만 눈으로 본 정보를 처리하도록 전문화되어 있을까?

기왕 이야기가 나온 김에 다른 사례도 살펴보자. 뇌의 '청각령'은 소리 정보를 처리하는 부분이고, '체성감각령'은 아프다거나 뜨겁다거나 만지고 있다거나 하는 감각을 담당하는 자리다.

무슨 말이냐 하면, 눈으로 들어온 정보나 귀로 들어온 정보 등 각각의 정보를 처리하는 자리가 다 따로 있다는 것이다. 이건 정말 엄청나게 신비로운 사실이다.

예를 들어 폐나 간을 생각해 보자. 간은 몸 안의 불필요한 물질이나 독소 따위를 분해하거나 대사하는 장기인데, 가장 큰 장기 중에 하나여서 배를 절개하면 금방 눈에 띈다. 그런데 '이런저런 물질을 대사하는 장소는 간의 어떤 부분일까?'라는 질문은 난센스다. 그 큰 간의 어느 부분이나 거의 똑같은 기능을 하고 있기 때문이지.

예를 들면 간은 증식능력이 매우 뛰어나서, 간의 80%를 잘라내도 몇 개월 안에 본래 모습을 되찾는다. 이것은 간이 어느 부위나 똑같은

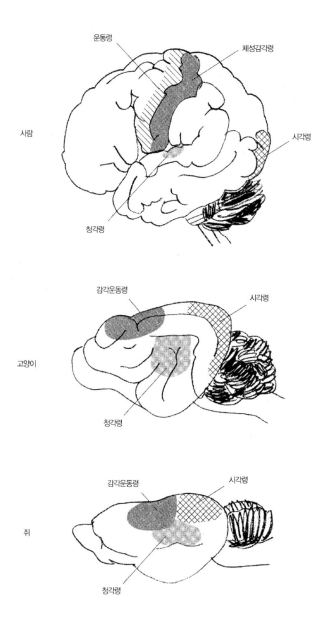

그림10 뇌의 영역

눈으로 들어온 정보를 처리한다. 모든 포유류는 시각령이 뇌의 뒷부분에 있다.

기능을 하고 있기 때문에 가능한 묘기라고 할 수 있다.

하지만 뇌는 다르다. 부위에 따라 역할이 다르다. 이렇게 각 부위별로 기능이 전문화되어 있는 기관은 뇌 이외에는 없다. 더구나 시각, 청각, 촉각으로만 나뉘어져 있는 것이 아니다. 잠깐 그림11을 보자.

소리를 인식하는 자리를 청각령이라고 했지. 하지만 청각령은 다시 기능이 세분화되어 있어, 소리의 헤르츠 수에 따라 각각 기능하는 장소가 다르다. 낮은 음역에서 높은 음역으로 반응하는 부분이 정확하게 나누어진 채 나란히 연결되어 있다.

이것은 전극을 뇌에 꽂아 다양한 크기의 소리를 들려주고 뇌 반응을 관찰하면 알 수 있다. 이 부근의 뇌는 이 정도 소리에 반응한다, 그럼 그 옆 세포를 자극해 보면 어떻게 될까, 그렇게 조금씩 옮겨가면서 조사하는 것이다.

그렇게 정밀하게 실험해 보면 청각령의 기능별 부위가 막연한 소리에 따라서가 아니라 헤르츠 수 순서대로 반듯하게 자리 잡고 있다는 것을 알 수 있다.

그림12는 몸의 각 부분이 뇌의 어느 부분에 연결되어 있는지를 나타내는 체성감각령의 예다. 도감에서 본 적이 있겠지? 체성감각령도 이처럼 분명하게 나뉘어 있는데, 얼굴, 눈, 코, 입, 손가락, 몸뚱이, 발에 대응하는 부분이 나란히 자리잡고 있다. 이런 그림을 '뇌 지도' 라고 한다.

그리고 그림13은 '허먼큘러스(homunculus)' 라고 해서, 대뇌피질의 표면적 비율로 신체를 표현한 모형이다. 그림12는 뇌에서 볼 때 신체의 어디와 뇌의 어디가 대응하는가를 표현한 것이고, 허먼큘러스는 그 역으로 몸의 각 부분이 뇌에서 어느 정도의 표면적을 차지하고 있는지를

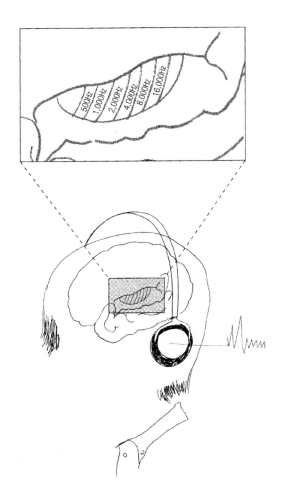

그림11 헤르츠 수에 따른
청각령의 분화
청각령 안에서도 역할분담
이 있다. 헤르츠 수에 따라
반응하는 장소가 나누어진
채 나란히 자리 잡는다. 참
고로 '헤르츠'는 주파수(진
동수) 단위로 1초 안에 왕
복한 횟수를 나타내며, Hz
라는 기호로 표기한다.

그린 것이다.

검지가 다른 손가락에 비해 크지. 그리고 입술도 굉장히 크다. 하지
만 몸뚱이는 그다지 크지 않다. 그러므로 허먼큘러스는 빼빼말라깽이
다. 실제로 우리도 평소에 손가락 끝은 아주 민감하지만 몸뚱이는 비
교적 둔하잖아. 이렇게 감각기로 중요한 부분이 허먼큘러스에서도 커
다란 비율을 차지하고 있다. 우리 직관과 대체로 일치할 것이다.

동물도 인간과 마찬가지로 동물의 '허먼큘러스'를 만들 수 있는데,

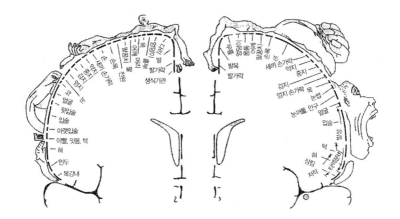

그림12 뇌의 부위와 체성감각령 지도
손이나 발처럼 인간 신체의 다양한 부위의 기능이 대뇌 어디에 대응하고 있는지를 나타내는 '뇌지도'.
캐나다 뇌외과 의사 팬필드(1891~1976)가 작성한 것이다(1952년).

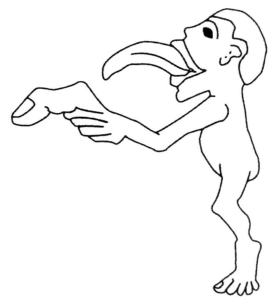

그림13 인간 허먼큘러스
대뇌피질의 표면적 비율에 따라 신체의 크기를 표현한 그림. 대뇌에서 신체의 각 부위의 기능을 담당하는 범위
가 어느 정도의 비율을 차지하고 있는지를 나타낸다.
Reproduced by permission from Eric R. Kandel, et al., ESSENTIALS OF NEURAL SCIENCE AND
BEHAVIOR,(McGraw-Hill, 1995) p.329, fig. 18-5.

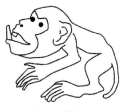

원숭이

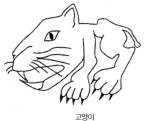

고양이

그림14 동물의 허먼큘러스
허먼큘러스를 보면 그 동물에
게 몸의 어느 부분이 얼마나
중요한 것인지를 알 수 있다.
Reproduced from Eric R.
Kandel, et al, ESSENTIALS
OF NEURAL SCIENCE AND
BEHAVIOR,(McGraw-Hill,
1995) p.329, fig.18-5.

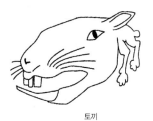

토끼

동물마다 허먼큘러스의 모습은 다르다그림14.

　자, 그 차이가 매우 흥미롭지. 고양이나 쥐는 수염에 해당하는 부분
이 상당히 크다. 이것을 보면 이 동물들이 어둠 속에서는 수염을 의지
해서 행동하겠구나, 하는 것을 알 수 있다. 허먼큘러스는 그 동물에게
어떤 부분이 중요한지를 표시하는 뛰어난 방법인 것 같다.

지금까지 한 이야기를 정리하면, 뇌는 한 장소에서 한 가지 일만 하며 뇌 전체가 말하자면 분업체제를 형성하고 있다는 것이다.

이 분업체제에 대해 좀 더 이야기해 보자. 먼저, '눈으로 본 것이 뇌 속에서 어떻게 재구축되고 어떻게 인식되고 있는가' 하는 이야기를 간단히 하겠다.

뇌는 **그림15**처럼 생겼다. 왼쪽이 앞이고, 오른쪽 밑에 소뇌가 있지. 이번 기회에 각 부분의 이름을 기억해 볼까?

대뇌는 크게 네 부분으로 이루어져 있는데, 앞쪽을 '전두엽' 이라고 하고 뒷부분을 '후두엽', 꼭대기를 '두정엽', 그리고 옆부분을 '측두엽' 이라고 한다. 일단 이 네 가지부터 기억해 두자.

우리는 지금 시각(視覺) 이야기를 하고 있었지? 눈은 그림의 왼쪽에 있다. 그리고 눈으로 들어온 정보는 후두엽에 있는 시각령으로 간다. 눈으로 무엇을 본다는 것은, 렌즈를 통해 들어온 빛을 포착하는 것이다**그림16**. 눈 속에는 현실 세계를 그대로 비추어 받아들이는 부분이 있는데, 그것이 망막이다. '망막' 은 들어본 적이 있지?

빛 자극은 망막에서 신경 정보로 변환되고 신경섬유를 거쳐 후두엽에 있는 시각령의 일부에까지 전달된다. 시각령의 그 부분은 빛 정보가 제일 먼저 도달하는 장소라고 해서 '제1차 시각령' 이라고 부른다.

그런데 이 과정에서 중요한 점이 있다. 방금 설명을 듣고 '왠지 다 안 것 같은 기분' 이 되면 곤란하다.

외부 세계가 눈을 통해서 제1차 시각령에 전달되면, 그 다음 어떻게 될까? 그것만으로 사물을 본 것이 되는지 생각해 보기 바란다. 이곳에 외계

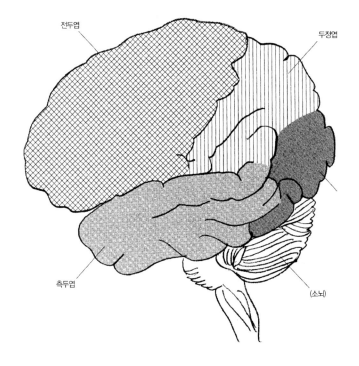

그림15 대뇌의 구분
대뇌는 크게 4개 부분으로 나누어진다. 오른쪽 아래에 있는 것이 소뇌이다.

정보가 전달되었지만, 그래도 여전히 그럼 이것은 '누가 보고 있는 것인가?' 라는 문제가 남아 있겠지. 이해하겠어? 전달되기만 해서는 곤란하고 그 전 달된 정보를 '처리' 해야만 비로소 '보았다' 가 되는 거야.

그 과정에서 몇 가지는 이미 규명되었다. 먼저 답부터 말하면, 시각 령에 도달한 정보는 크게 두 가지 경로로 나뉘어서 처리된다. '무엇' 을 보고 있는가, 라는 회로와 보고 있는 것이 '어떤' 것인가, 라는 회로. 영어로 말하는 편이 이해하기가 쉬울 테니까 WHAT과 HOW로 표현 하겠다.

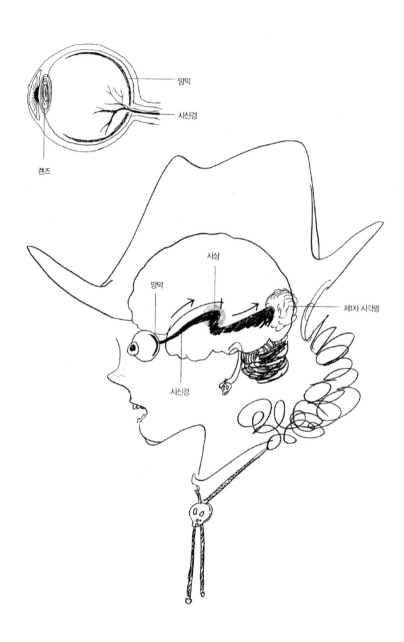

망막

시신경

렌즈

망막

시상

시신경

제1차 시각령

그림16 눈의 구소와 시각령

빛 자극은 망막에서 신경 정보로 변환되고, 신경섬유(시신경)를 거쳐 후두엽의 제1차 시각령으로 향한다.

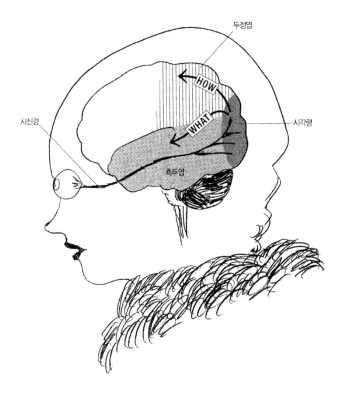

그림17 WHAT 회로와 HOW 회로
시각령에 다다른 정보는, 측두엽으로 향하는 '무엇을 보고 있는가' = 'WHAT 회로' 와, 두정엽으로 향하는 '어떤
상태인가' = 'HOW 회로' 로 나뉘어져 처리된다.

그림17을 보면 측두엽으로 가는 것과 두정엽으로 가는 회로는 각각 역
할이 다르다. 정보가 분리되는 거야. 두정엽으로 가는 정보가 HOW 정
보, 측두엽으로 가는 정보가 WHAT 정보다.

이런 건 동물실험을 통해 알아냈다. 그럼, 어떻게 실험했을까? 뇌
활동은 신경세포의 작용으로 생겨나는데, 신경세포 활동의 실체는 전
기신호다.

'어, 이상하다' 하고 생각하는 사람이 있을지도 모르지만, 우리 주변
에 흔히 볼 수 있는 전기회로와 같은 것이다. 그렇지, 컴퓨터도 마찬

가지야. 전기신호의 실체에 대해서는 나중에 화학적으로 자세히 설명할 테니까 지금은 일단 '신경세포 활동은 전기신호'라는 것만 기억해 두기 바란다.

따라서 전류를 측정하는 기다란 전극을 뇌에 꽂으면 신경이 어떤 때 어떤 식으로 활동하는지를 기록할 수 있겠지.

뇌 신경세포가 전기활동을 일으키는 순간 반짝 밝게 빛나도록 특수한 장치를 해 놓으면 어느 순간에 어떤 신경이 활동하고 있는지 알 수 있다.

그럼 이야기를 다시 돌려 보자. 아까 말한 동물실험이란 원숭이나 고양이의 뇌에 전극을 꽂아서 관찰하는 것이다. 전극을 신경세포 가까이에 두고 '어떤 것을 보았을 때 어떤 활동을 하는지'를 조사한다.

이 신경세포가 당근에 반응했다, 어떤 때는 양배추에 반응했다, 또 어떤 때는 축구공에 반응했다, 하는 식으로 조사를 해 나가면 측두엽에는 구체적인 '물체'에 반응하는 신경이 많이 모여 있다는 것을 알 수 있다. 즉 '그 물체가 무엇인가'에 반응한다. 그래서 WHAT 회로다.

한편 두정엽 쪽에 있는 신경세포는 어떤 '물체' 든 상관없이 그 '물체'가 오른쪽으로 움직이고 있을 때 반응한다거나 혹은 왼쪽으로 움직일 때 반응한다. 움직임뿐만 아니라 특정한 색, 예를 들어 빨간색에는 반드시 반응하는 신경도 있다. 즉, 그 '사물이 어떤 상태인가'에 반응한다. 그래서 HOW 회로다.

이런 식으로 어디에 어떤 신경이 있는지를 차차 알아가다 보면, 좀 더 흥미로운 사례도 발견하게 된다. 조금 전문적인 이야기지만, 아까 설명한 것은 '제1차 시각령'이고 지금 이야기하는 것은 다른 시각령이다그림18. 예를 들면, '제4차 시각령'은 색에 반응하는 부분이다. 그리고 '제5차 시각령'에는 '사물'의 움직임을 감지하는 신경세포가 모여 있다.

조금 다른 이야기지만, '전쟁이 터지면 뇌 과학이 진보한다'라는 속설이 있다. 그렇다고 전쟁이 좋다는 의미는 아니니까 오해하지는 말도록. 무슨 소리냐 하면, 무기가 발전하면 뇌 과학 또한 크게 발전하는 효과가 있다는 것이다. 적어도 예전에는 그랬다.

결과적으로 제1차 세계대전보다는 제2차 세계대전 시기에 뇌 과학

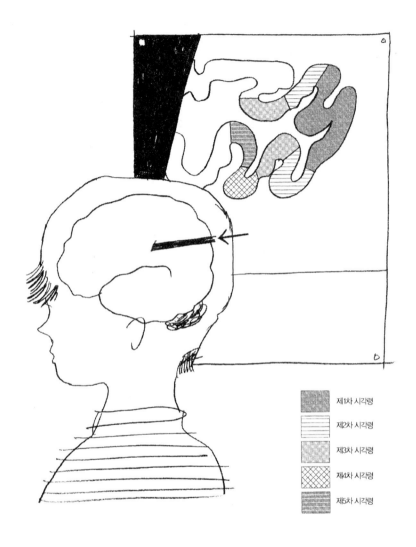

그림18 시각령의 자세한 분류

시각 정보의 특성에 따라 반응하는 시각령이 달라진다. 예를 들면 제4차 시각령은 색에, 제5차 시각령은 동작에
반응하는 신경세포가 모여 있다.
뒤편 그림은 좌뇌를 화살 표시 부분에서 잘라낸 시각령의 단면도.

이 더 많이 발전했고 베트남전으로 한층 더 진보했다. 무기가 발전했다는 것은 대량파괴 무기라든지 대량살육 병기가 아니라, 탄환이나 탄도가 예리해지고 정확해진 것을 두고 하는 말이다.

라이플을 상상해 보면 되는데, 예전에 라이플의 총탄은 느리고 무뎠다. 그래서 더 살상력이 컸다고도 한다. 머리에 맞으면 커다란 상처를 입고 사망했지.

하지만 무기 기술이 발전한 결과 면도날처럼 아주 예리하고 속도 또한 빠른 탄환을 발사할 수 있게 되었고, 뇌에 탄환이 맞아도 죽지 않는 사례가 발생한 것이다.

무슨 이야기인지 이해가 가지? 뇌의 극히 일부만 예리하게 파괴하고 뇌의 다른 부분에는 영향을 주지 않는 사례가 생겨났고, 뇌에 총알을 맞은 사람이라도 치명상을 입지 않고 오래 살아남게 된 것이다.

그런 부상자들이 전선의 병원이나 후방 병원으로 이송되자, 그 사람들한테는 미안한 얘기지만, 그들의 병상과 증상을 추적 연구해서 결과적으로 뇌 과학이 발전하게 되었다. 즉, 전쟁은 뇌 과학에 공헌했다고 할 수 있는 셈이지. 물론 전쟁터에 나간 병사가 아니라도, 예를 들어 일산화탄소 중독 같은 사고나 뇌혈관의 일부가 어떤 이유로 막혀서 뇌 일부가 손상된 환자도 역시 뇌 과학의 진보에 공헌하고 있다.

한 예로, 제4차 시각령에 총탄이 박혀서 그곳만 손상된 사람이 있었다. 그 사람은 어떻게 되었을까? 상상이 가나? 그래, 색을 구분할 수 없게 되었다. 세상이 전부 흑백으로 보이는 것이지. 그 밖의 시각은 모두 정상이고 눈으로 본 다른 정보는 제대로 인식하지만 색만 사라져버려서 흑백으로 보이는 것이다.

그렇게 되면 건널목을 건널 때 곤란하겠지. 실제로 환자들은 그런

불만을 많이 호소한다. 신호등의 빨강, 파랑, 노랑 등의 위치를 기억해두면 괜찮지만 그렇다 하더라도 맑은 날 햇살에 반사되거나 하면 지금 어떤 불이 켜져 있는지 알 수 없는 경우도 있다고 한다.

물론 가장 근본이 되는 제1차 시각령이 망가져 버리면 아무 것도 보이지 않는 완전 장님이 된다. 맨 앞에 있는 정보를 받아들일 수가 없기 때문이지. 그럼, 예를 들어 제5차 시각령이 망가지면 어떻게 될지 상상할 수 있겠나? 5번째 시각령은 움직임을 인지하는 부분인데, 그렇다면 움직임이 이상하게 보일까?

당연히 움직이는 물체를 볼 수 없게 된다. 예를 들면 공을 탁자 위에 올려둔다고 하자. 올려놓은 공은 잘 보이지만 공이 데굴데굴 구르기 시작하면 그 사람에게는 갑자기 공만 보이지 않게 되는 것이다. 그러다 공이 멈추면 다시 보이게 된다.

놀라운 일이지? 이런 환자는 일상생활에 어려움을 많이 겪는다고 하는데, 이해할 수 있겠지. 이 사람들은 누가 걸어와도 보이지 않는다고 한다. 걸어온 사람이 자기 앞에서 멈추면 그때, 그 사람이 갑자기 등장한 것처럼 느끼겠지. 조금 전까지 다른 곳에 있던 사람이 순간적으로 눈앞으로 '순간이동(워프)'을 한 셈이지.

나는 그런 경험이 없어서 실감할 수는 없지만, 이 경우에는 거리에 나가도 움직이는 자동차는 보이지가 않고 정지해 있는 자동차만 보인다. 멀리서 달려오는 자동차는 거의 움직임이 없는 것처럼 보이니까(이 경우는 우리도 마찬가지지만) 잘 보인다고 한다. 그러나 가까이 오면 어떤 위치부터는 갑자기 보이지 않게 되겠지. 많은 차들이 오가는 도로를 횡단할 때는 눈앞을 달리는 차가 보이지 않으니 귀를 쫑긋 세우고 소리로 '아, 차가 오고 있구나' 생각한 뒤 안전한지 어떤지를 판단한다.

자신이 걷고 있을 때도 주위가 보이지 않겠군요?

그렇겠지. 그런 이야기를 들어본 적은 없지만 말이야.

이 환자의 증상 중에서 의외였던 것은, 대화를 하는 데도 어려움을 겪는다는 것이다. 몸짓 손짓을 하지 않는 사람이나 정지한 사람과 이야기할 수는 있지만 아주 힘들다고 한다. 왜냐하면 우리는 다른 사람의 말을 들을 때 귀로만 듣는 것이 아니기 때문이지. 우리는 소리만 듣는 것이 아니라 동시에 상대방의 입술도 봐야 비로소 이해가 수월하다.

그러므로 대화하는 사람의 입술과 같은 움직임을 볼 수 없으면 대화가 힘들어진다. 이런 증상을 보면, 대화에는 청각뿐만 아니라 시각도 깊이 관여하고 있다는 것을 알 수 있지.

지금까지의 사례는 '시각령'에 관한 것이었고, 이번에는 '측두엽'을 다친 사람의 이야기를 해보자. 이 경우에는 더욱 이해하기 힘든 증상이 나타난다.

무슨 말이냐 하면, 측두엽은 WHAT 회로니까 '물체'가 무엇인지를 알 수 없게 되는 것이다. 모든 것이 제대로 보이기는 하는데, 그것이 무엇인지 알 수가 없다고 한다. 그래서 손으로 만져 봐야 비로소 무엇인지 알 수 있다고 한다. '아, 이건 펜이군' '이건 유리병이군' 하고 말이야. 다만 보는 것만으로는 그것이 무엇인지 알지 못한다. 물론 '여기 무엇이 있다'는 사실은 인지한다. 색도 보이고, 굴러가고 있다는 것도 안다. 하지만 그게 사과인지 무엇인지는 알지 못하는 거지.

자, 그럼 좀 전에 하던 이야기로 돌아가자. 원숭이나 고양이의 뇌에 전극을 꽂는 실험에 대해 이야기하고 있었지. 전쟁터에 나갔다가 뇌를 다친 병사가 없더라도, 전극을 사용해서 정상적인 뇌를 자극하는 실험을 통해 다양한 사실을 알 수 있다.

색에 반응하는 '제4차 시각령'을 자극하면 색이 더 생생하게 보이게 된다. 또 방향성이나 움직임을 판단하는 신경세포를 자극하면 천천히 움직이는 공도 실제보다 더 빠르게 움직이는 것처럼 보이거나 혹은 더 느리게 움직이는 것처럼 보인다.

그런 느낌을 통해서 시각의 성립 과정, 즉 '물체가 어떻게 하여 보이게 되는가'를 어렵지 않게 알아내는 것이다. 또 하나, 재미난 실험을 소개하겠다.

두정엽 바로 앞에 '운동령'이라는 곳이 있는데, 이곳은 인간의 최종적인 '출력', 즉 행동을 결정하는 부분이다. 자극을 받는 것이 '입력'이라고 한다면 그 자극에 반응하는 것을 '출력'이라고 표현할 수 있겠지.

'운동령'을 자극하면 행동이 되어 외부로 표현된다. 예를 들면 운동령이 있는 부위를 자극하면 손가락이 움직인다. 혹은 그 옆 자리를 자극하면 아까와는 다른 손가락이 움직인다. 이처럼 '출력=운동'을 낳는 자리가 있다. 자극을 받아서 움직이는 것이므로 당사자의 의지하고는 관계가 없다. 그 부위를 자극받은 사람은 자기도 모르게 발이 움직이고 마는 것이다그림19.

이 구조를 더 깊이 응용한 실험을 정리해 놓은 논문을 소개하겠다.

2002년 5월 〈뉴런〉이라는 잡지에 실린 논문인데, 이 저자들은 뇌

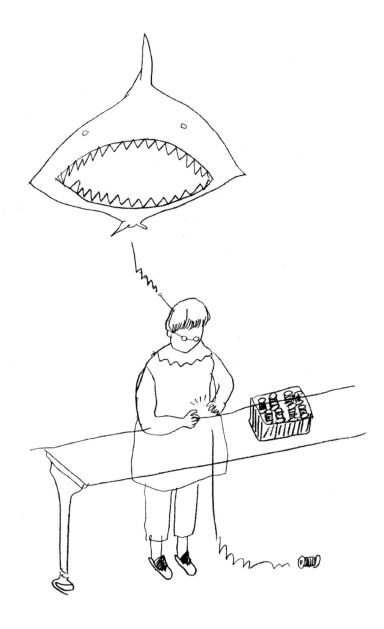

의 다양한 곳을 자극하면서 조사해 나가는 과정에서 흥미로운 부분을 발견했다고 한다.

역시 '운동을 관장하는 부분'인데, 이 연구에서는 원숭이를 자극했다고 한다. 원숭이 뇌 중 어떤 특정 부위, 특히 팔을 움직이는 신경을 자극해 보았다고 한다. 그 이전까지의 실험에서는 뇌의 어느 부위를 자극하면 팔의 어떤 근육이 수축한다는 등, 관절이 생긴 대로 단순하게 움직이는 신경세포밖에 발견하지 못하고 있었다.

하지만 이번 발견은 좀 더 복잡한 것으로 '언제든 같은 자리로 팔을 이동시키는 신경세포', 말하자면 정위치로 되돌리는 세포그림20가 발견된 것이다.

즉 당장은 팔이 어디에 있어도 관계없다. 하지만 어느 부분을 자극하면, 그 직전까지 팔이 어디에 있었건 간에 특정한 위치로 어김없이 이동한다. 예를 들면 손을 입으로 옮기기도 한다. 이것은 매우 획기적인 것으로, 아마 여러분이 생각하는 것 이상으로 대단한 발견일 것이다.

왜냐면 그 신경은 단순히 운동을 관장하는 것이 아니라 어떤 식으로 팔을 움직일(운동시킬) 것인지를 조종하기 때문이다. 즉 '프로그램'이 되어 있다는 얘기다.

단순히 '이 근육을 수축시키시오'가 아니라 좀 더 고차적인 조작, 이를테면 '다음에는 이곳으로 손을 옮기시오'라고 지시한다는 것이지. 로봇에게 전달되는 구체적 신호 같은 것이 아니라 좀더 추상적인 몸의 움직임을 지시하는 것이다.

이들은 그 밖에도 이러한 '프로그램계' 신경들을 발견했다. 어느 신경을 자극하면 얼굴 근육이 반드시 이런 식으로 움직이고 그 결과로 어떤 정해진 표정이 된다거나, 직전까지 어떤 표정을 짓고 있었든지

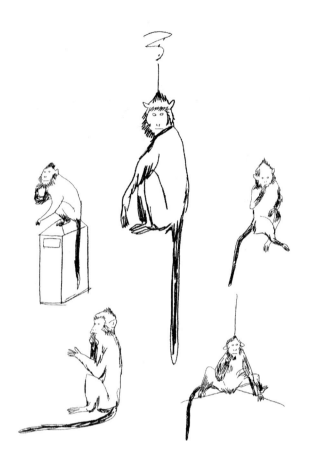

그림20 늘 같은 장소로 팔을 이동시키는 뇌 자극 실험
뇌의 특정 부위를 자극하면 언제든 같은 동작을 일으키게 하는 신경세포가 있다.
이 경우, 자극을 받으면 '손을 입으로 가져간다' 는 동작이 프로그램 되어 있다.

간에 어떤 신경을 자극하면 반드시 입을 절반쯤 벌린 표정이 된다거
나, 하는 식으로 '운동이 프로그램 되어 있는 곳'을 발견한 것이다. 이
것은 아주 최근에 이루어진 발견이다.

지금까지 이러한 이야기를 한 이유는 앞에서 언급한 '쥐를 무선 조종하는 실험'의 방식을 설명하기 위해서이다. 이제 어떻게 하면 쥐를 자유자재로 조종할 수 있는지 조금은 이해할 수 있겠지. 그럼, 실제로 어떻게 조종한 걸까?

앞다리를 내밀게 하는 신경을 자극한다. 그리고 반대쪽 뒷다리를 내밀게 하는 신경을 자극한다. 그렇게 동작을 하나하나 해 나간다. 그렇게 조종하는 거 아닙니까?

근육을 조종하는 신경을 찾아서 자극한다는 말이지? 그것도 한 가지 방법이겠군. 틀림없이 가능할 거라고 본다. 그밖에 또 떠오르는 생각은 없나?

어떤 곳으로 가고 싶게 만드는 신경, 물을 마시고 싶도록 하는 신경 같은 것을 자극한다.

훌륭해! 이 논문의 주제가 바로 그거야. 다만, 조금 더 복잡하지. 그 내용으로 들어가기 전에 조금 전문적인 이야기를 해 둬야 할 것 같군.

이 쥐의 뇌에는 세 개의 전극을 꽂았다. 그 중에 두 개는 수염에서 느끼는 뇌 부분에 자극을 준다. 모두 알고 있겠지만, 쥐나 고양이의 수염에는 내비게이션, 즉 길라잡이 역할을 하는 기능이 있다.

이때 한 가지 중요한 점이 있는데, 뇌란 놈은 좌우 대칭 형태를 보이지만 실은 오른쪽 절반의 뇌로 몸의 왼쪽을 제어하고, 반대로 왼쪽 절반의 뇌로 오른쪽 몸을 제어하고 있다.

그런데 수염은 좌우 대칭을 이루고 있으니까 우뇌의 수염 부분을 전극으로 자극하면 쥐는 '왼쪽 수염이 무엇에 닿았다'고 느끼게 되겠지. 그리고 반대로 왼쪽을 자극하면 '오른쪽 수염에 무엇이 닿았다'고 느낀다. 이 쥐에 꽂은 세 개의 전극 가운데 두 개의 역할이 바로 그것이다.

그리고 나머지 하나가 중요하다. 여기서 전문용어를 써도 좋을지 모르겠군. 음, 뭐냐 하면 '보수계'라는 것인데, 여러분은 이 한자의 뜻을 잘 알 거야. '보수(報酬)', 즉 급료 말이야.

'보수계'는 역시 뇌의 한 부분을 지칭하는데, 이것을 처음 발견하게 된 과정이 참으로 흥미롭다. 쥐를 기르는 우리 속에 레버를 설치하고 쥐의 뇌에는 전극을 꽂아 둔다. 쥐가 레버를 눌러 자기 뇌에 스스로 전기자극을 할 수 있도록 장치해 두는 것이다.

쥐를 관찰하면 금방 알 수 있는데, 쥐가 절대로 레버를 누르고 싶어 하지 않는 곳과 누르고 싶어 하는 장소가 드러난다. 추측컨대 자극을 받으면 기분이 나빠진다거나 좋아지는 부분이 쥐에게도 있는 모양이다.

그러다가 어느 날 굉장한 곳을 발견하게 되지. 뇌의 그곳에 꽂아 놓은 전극에 전류가 흘러 자극이 가면 쥐는 죽을 때까지 계속 레버를 누른다. 굉장히 기분이 좋기 때문이지. 쾌감 말이야. 그러니까 전기를 흘려보내서 신경을 활발하게 만들면 극도로 기분이 좋아지는 부분이 존재한다는 것이다.

그것을 깨달은 쥐는 레버를 눌러서 전류를 흘려보내게 된다. 스스로 쾌감을 조종할 수 있는 것이지. 그렇게 되면 이제 물도 마시지 않고 먹이도 먹지 않고 내내 레버만 누르게 된다. 기분이 너무 좋은 거야. 그 결과 어떻게 될까? 레버를 계속 누르다가 결국 죽어 버린다. 그 정도로 대단한 쾌감을 느끼는 곳이 있다니, 참 놀랍지? 그래서 그곳을 '보수계'라고 부르게 된 것이다.

그럼 다시 아까 하던 실험 이야기로 돌아가서, 세 개의 전극 가운데 두 개는 수염에 꽂았다고 했지. 나머지 하나는 '보수계'에 꽂았고. 하지만 이번 실험에서는 레버를 설치하지 않았기 때문에 쥐는 스스로 자

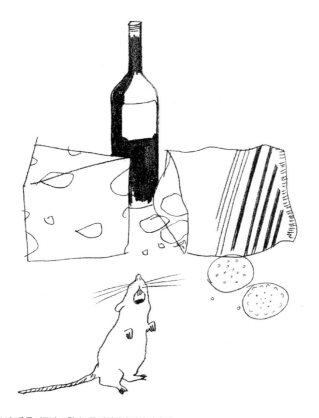

그림21 '보수계' 를 자극받고 원격조종 장치처럼 되어 버린 쥐
'보수계' 의 쾌락에서 헤어나지 못하는 쥐, 맛있는 먹이에도 관심을 갖지 않는다.

극을 제어할 수 없다. 이것은 어디까지나 무선 실험이었다. 그럼 무선을 어떤 식으로 장치했을까?

쥐는 '오른쪽 수염에 무엇이 닿았다'고 느끼면 오른쪽으로 움직이는데, 그렇게 움직일 때 보수계가 자극을 받도록 만들어 두는 것이다. 그리고 '왼쪽 수염에 무엇이 닿았다'고 느끼면 왼쪽으로 움직이는데, 이때도 역시 보수계가 자극을 받아서 쾌감을 얻을 수 있도록 만들어 둔다.

그러면 얼마 지나지 않아서 쥐는 아무리 맛있는 먹이를 주고 물을 줘도 본 척도 하지 않는다. 당장 수염의 감각이 오는 방향으로 이동하기만 한다

그림21. 일단 그 '보수'의 쾌락을 알고 나면 거기에서 헤어나지 못하게 되는 것이다.

아무리 경사가 급하고 위험한 계단이라도, 아무리 폭이 좁은 외나무 다리라도 – 쥐는 그런 곳을 아주 싫어하지 – 기어코 지나가고야 만다.

리모콘은 모터와 핸들로 구성되어 있지? 그 리모콘에 비유하자면, 수염을 자극하는 두 개의 전극은 '핸들'인 셈이고, 보수계는 '액셀, 모터' 역할을 하는 것이다. 이 실험을 위해 만든 쥐 로봇은 그런 리모콘으로 조종하는 거야.

알고 보면 비교적 간단하지만, 이 실험 결과가 〈네이처〉에 발표되었을 때는 아주 센세이셔널했다.

보수 혹은 욕망을 충족시켜 주는 신경 같은 것이 발견되었다는 겁니까?

그래, 발견되었지. 예를 들어, 식욕을 자극하는 신경이 있는가 하면 역으로 그것을 충족시켜 주는 신경, 즉 포만감을 주는 신경이 있다는 것이다.

앞에서 여러분은 로봇과 인간의 차이를 말했는데, 이 실험의 내용을 알고 나니 생각이 또 달라지지 않을까?

14 | 그래도 여전히 '나'일까?

　이 쥐 로봇 실험은 원리적으로는 사람한테도 적용이 가능하다. 자기 뇌가 과학자에게 조종당한다면 어떨까? 자기 의지하고는 관계없이 몸이 움직인다면 과연 그래도 나라고 할 수 있을까? 나의 자유의지일까그림22?

　쥐를 길러 본 사람은 잘 알겠지만, 쥐도 분명히 개성을 가지고 있다. 모르모트나 햄스터도 개성이 있다. 어떤 녀석은 사람을 잘 따르는 반면, 다른 녀석은 경계심이 강하다든지 말이야. 그런데 이런 실험 장치를 뇌에 꽂아 두면 쥐는 아무 생각도 없는 것처럼 시키는 대로 왼쪽으로 가고 오른쪽으로 가고, 싫어하는 게 분명한 줄타기까지 해낸다. 이것은 과연 쥐일까 로봇일까? 여러분은 어떻게 생각해?

　의지를 조종당하는 것이므로 쉽게 말해서 컴퓨터 같은 기계가 된 것이라고 할 수 있어요. 다른 사람한테 조종당하며 기계적으로 움직인다면 '나'라고 할 수 없을 것 같은데요.

　그렇군.

　자기 의지로 움직여야 '나'라고 생각해요. 다른 사람한테 조종당한다면 그것은 더 이상 '나'라고 하기 힘들지 않을까요?

　그렇군, 아주 좋은 지적이야.

　쾌락을 좇도록 조종당하고 그 자극을 타인에 의해 받고 있다고 해도 자기 의지 속에 있는 방향으로 이동하는 것이니까 '나'라고 할 수 있지 않을까 생각합니다.

　그렇게 말할 수도 있겠군. 물론 이 쥐는 오른쪽 수염을 자극받으면 오른쪽으로 가려고 하지. 쾌락을 찾고 있는 거야.

　그런데 이 쥐가 '지금은 쾌락은 필요 없으니까 자극하고는 반대 반향으로 가야지' 하고 생각할 수 있을까? 만약 그런 선택을 할 수도 있다면 그야말로 자유의지가 있다고 봐야겠지. 하지만 이 쥐는 이미 몸

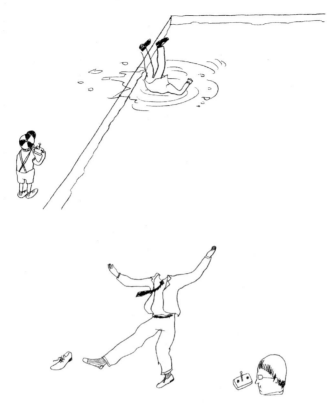

그림22 '나' 란?
자기 뇌를 타인에게 조종당해도 과연 '나' 일까? 나의 자유의지란 무엇일까?

이 말을 듣지 않아. 가지 않을 수가 없게 되어 있어. 그런 행동을 선택할 수가 없는 상황인데, 과연 어떻게 봐야 할까?

강제당하고 있는 거니까……

그래. 쾌락이라고는 해도 강제된 것이지. 오른쪽으로 가면 쾌락을 얻을 수 있다는 것을 알게 된 이상 먹이도 물도 다 무시하고 오른쪽으로 가는 거야. 사실상 그렇게 강제당하고 있는 것이지. 어쩌면 먹이를 먹고 싶은 것인지도 모르지만, 그렇게 하지 않을 수 없는 상황인 거지.

그것은 의지일까? 하지만 거기에 자기 의지가 없다면 이미 로봇이라고 해야 할지도 모른다. 자신의 행동을 조종당하는 원격조종 기계. 영겁의 고역을 강제당한 노동자와 같은 것이지. 생물이냐 로봇이냐, 그 판단은 아주 어렵다. 다음 강의에서 이 의지(자유의지) 이야기를 할 예정이니까 오늘은 좀 더 뇌와 직접 관련된 이야기를 계속하기로 하자.

자, 그럼 하던 이야기를 계속할까? 이것도 사실은 아주 최근의 성과이지만, 뇌 과학도 뇌를 그냥 단순하게 자극하거나 기록하는 원시적인 실험만 하던 단계에서 아주 많이 진보했다. 아까 소개한 논문보다 더 최신의 성과를 말하는 거야. 최근에 이루어진 새로운 연구들에는 아주 중요한 의미가 숨겨져 있다. 그 이야기를 상세하게 소개하고 싶은데, 그 전에 잠시 논문 하나를 더 소개하고 넘어 가자. 이것도 쥐 실험을 소개한 논문이다.

이것 또한 〈네이처〉라는 잡지에 실린 것이다 그림23. 자, 이것은 무엇을 하는 그림일까? 장치 자체는 단순하지? 쥐 우리에 물을 주는 급수관과 레버가 장치되어 있다. 쥐가 레버를 누르면 급수관에서 물이 나오게 되지. 즉, 쥐는 레버를 누르기만 하면 언제든지 물을 마실 수 있다는 것을 배운다. 이렇게 단순한 거라면 쥐도 금방 학습할 수 있다.

레버를 누르면 물이 나온다. 이때 뇌 과학의 기법을 사용해서 뇌가 어떤 반응을 보이는지 조사할 수 있다. 레버를 누르는 순간의 뇌신경 반응을 기록하는 것이다. 그러면 실험자는 쥐를 직접 관찰하지 않고 기록계만 보면서도 '아, 지금 쥐가 레버를 눌렀구나' 하고 알 수 있다.

그 다음 컴퓨터 제어로 리얼타임 프로세스를 시도해 보는 것이다. 즉, 뇌가 특정한 반응을 보이면 자동으로 물이 나오게 하는 장치를 만드는 거야. 무슨 말인지 이해하겠어?

레버를 누르면 물이 나온다는 것을 알고 있는 쥐의 뇌에 전극을 꽂는 수술을 한다. 그리고 쥐가 레버를 누르는 순간의 뇌 반응을 검출하고, 그 반응이 나타나면 레버와 관계없이 물이 나오게 하는 것이다.

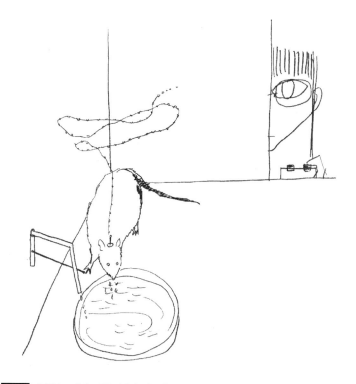

그림23 레버를 누르지 않고 물을 마실 수 있는 쥐
뇌에 전극을 심은 쥐. 레버를 누르는 순간 뇌가 어떤 반응을 하는지를 검출하고, 그 반응이 오면 레버를 누르지 않아도 물이 나오게 해 둔다. 누르는 상상만 해도 물이 나온다는 것을 깨달은 쥐는 곧 레버 누르기를 그만두고 염력만으로 물을 마실 수 있게 된다.

레버도 계속 장치해 놓긴 하지만 이제 레버는 관계가 없어지는 거야. 레버를 눌러도 물은 나오지 않는다.

쥐는 처음에는 레버를 눌러서 물을 마셨지만 이제 누르지 않아도 레버를 누르는 척이라고 할까, 누르는 것을 상상하기만 해도 물이 나온다. 이 사실을 깨닫자 이 쥐는 이제 레버를 누르지 않고 염력만으로 물을 마실 수 있게 되었다. 이것이 이 연구의 첫 단계다. 1999년 논문에 나오는 내용이지.

이 논문을 바탕으로 2003년에 실험이 더욱 진화되었다. 방금 소개한 실험은 단순했지. 물이 나오느냐 안 나오느냐 하는 정도니까. 이제 2003년에 보고된 내용, 즉 쥐가 아니라 원숭이를 이용한 실험을 설명해 보겠다그림24.

모두들 전자오락 해 봤지? 조이스틱이라는 것을 잘 알 거야. 파일럿 조종간처럼 생긴 것 말이야. 이 실험에는 조이스틱으로 조종하는, 팔처럼 생긴 로봇팔이 등장한다. 그냥 움직이는 정도가 아니라 물건을 잡거나 들어올릴 수도 있다.

그런데 훈련 결과 원숭이는 이 로봇팔을 자유자재로 움직여서 책상 위에 놓인 물건을 집어서 올리거나 내려놓을 수도 있게 되었다. 그때 아까 쥐 실험과 마찬가지로 뇌에 전극을 꽂는 수술을 해서 뇌 활동을 기록한다.

로봇팔을 움직이려고 할 때면 원숭이의 신경이 활발하게 활동한다. 그것을 세세하게 컴퓨터로 조사해서 이 신경은 무엇을 하고 있고, 저 신경은 무엇을 하고 있다는 식으로 하나하나 알아낸다. 대부분의 경우, 신경은 그룹으로 활동한다. 이것과 이것이 조합할 때는 움켜쥐는 동작을 한다, 또 다른 조합일 때는 팔을 뻗는다, 라는 식으로 움직인다는 말이야.

이렇게 수집한 데이터를 이제 로봇팔에 직접 연결한다. 그러면 로봇팔은 그 데이터대로 움직인다. 이 경우 원숭이는 조이스틱을 사용해서 조종하는 것이 아니라, 자기 신경세포 활동으로 작성된 데이터에 기 하여 로봇팔의 동작을 재현하는 것이다.

원숭이는 조이스틱을 잡고 조종하고 있다고 생각할지도 모르지만, 사실은 조이스틱을 거치지 않고 뇌에서 직접 로봇팔을 원격 조작하는 셈이다.

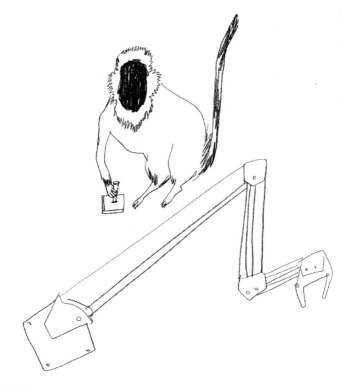

그림24 로봇팔을 움직이는 것은 누구인가?

원숭이가 조이스틱을 사용해서 로봇팔을 조종하고 있을 때 뇌가 어떤 활동을 하는지를, 뇌에 전극을 꽂아서 알아낸다. 수집한 데이터를 로봇팔에 직접 연결하면, 원숭이는 생각만으로(즉 레버를 사용하지 않고서도) 로봇팔을 뇌에서 직접 원격조종할 수 있게 된다.

 그리고 이 실험 후 실험자는 원숭이의 손을 움직이지 못하게 묶어 버렸다. 그래도 원숭이는 능숙하게 로봇팔을 조종할 수 있었다. 이것이 2003년 후반에 나온 논문의 내용이다.

 이것은 아주 중요한 의미를 가지고 있는데, 왜 그렇게 중요한지 짐작할 수 있겠나?

 의수에 활용할 수 있어요.

 그래, 맞다. 예를 들면 교통사고로 전신불수가 된 환자라도 생각만으로 의수나 의족을 움직일 수 있게 될 거라는 말이지. 그 하나의 모델이 지금 등장한 거야. 이렇게 몸을 대신할 수 있는 기계를 신경으로 조종하는 방법을 연구하는 분야를 '뉴럴 프라스테틱스(neural prosthetics, 신경보철학)'이라고 한다. 미래의 의료를 담당할 새로운 학문이지.

아직 안전성 문제가 완전히 해결된 것은 아니라고 하지만 기대할 만하다. 이 원숭이는 계속 전극을 꽂은 채 살고 있다. 2~3년 동안이나. 하지만 지금까지 그 자리가 곪거나 하는 일도 없고 나쁜 영향도 나타나지 않고 있다. 인간이 사용하게 된다면 평생 쓸 수 있어야 하겠지. 그런 점에서 얼마나 안전성을 확보할 것인가가 그 다음으로 중요한 점이 되겠지. 미국은 2004년 4월 정부가 이 장치를 인간한테 응용하는 것을 허가했고, 최근 뇌졸중이나 뇌성마비, 근위축성측색경화증 등 몸을 움직일 수 없게 되는 질병을 가진 환자들에게 뇌 칩을 심는 수술에 성공했다.

한편 이 로봇팔 실험에는 의료에 대한 응용 말고도 여전히 중요한 의미가 있는데, 과연 무엇일까? 방금 한 이야기는 어디까지나 응용이었지.

어떤 것을 생각하면, 사실은 원하지 않아도 그게 이루어지고 만다, 꿈 같은 일이라도 생각만 하면 이루어지고 만다는, 그런 건가요?

응, 그렇지. 지금 네가 말하려고 한 것은 흥미로운 문제라고 본다. 이를테면 싫어하는 녀석과 웃는 얼굴로 이야기해야 할 때 '이 녀석, 정말 짜증나!' 하고 속으로 생각하면 컴퓨터 장치를 통해서 외부로 드러나 버리게 되지. 그러면 융통성이 사라져 버리니까 일상생활이 힘들어지겠지. 하지만 거짓말탐지기로 쓸 수는 있겠지. 그리고 꿈 같은 것과 결합시킨다면 새로운 환상예술 분야를 개척할 수 있을지도 몰라.

하지만 좀 더 간단히 말해서, 이 실험이 뇌 과학에서 획기적이었던 것은 '디코드(해독)'의 문제로 뛰어들었다는 데 있다. 이 실험에서 기록된 신경 활동, 즉 팔을 움직이려는 신경 작용, 바로 이것이 '의식'인 셈이지. 의지라고도 할 수 있고, 신경 활동을 기록하고 그것을 해석해서, 의지를 뇌 밖에서 재현한 실험이었다는 거야.

다시 말하면 그 동안 실체가 없었던 의지라는 것이 비로소 이렇게 눈에 보이는 형태가 되었다는 것이다그림25. 전기신호로밖에 파악하지 못했던 의지가 바로 이렇게 데이터로 존재한다는 거야, 몸 밖에 말이야. 그렇게 본다면 이 실험은 아주 대단한 일을 한 셈이지. 이런 것들이 현재 뇌 과학의 최전선에서 이루어지는 내용이다.

오늘은 시간이 얼마 남지 않았으니 남은 시간을 이용해서 앞에서 꺼냈던 대뇌피질 6층 구조 이야기로 돌아가 보자.

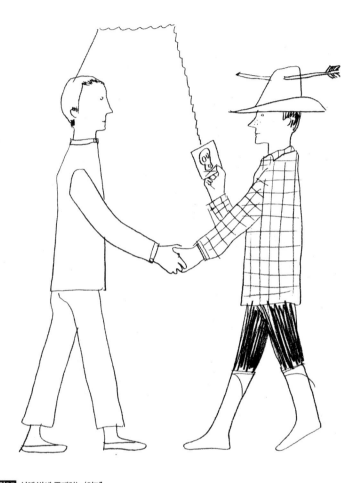

그림25 신체 밖에 존재하는 '의지'

의지가 전기신호라는 실제로서, 비로소 눈에 보이는 형태가 되었다.

대뇌피질에는 신경이 6층으로 나란히 자리잡고 있다고 했지. '왜 6일까'라는 점도 흥미로운 문제이니 조만간 다시 이야기할 수 있었으면 좋겠다.

일단 지금은 6층이라는 것이 균일한 구조여서, 대뇌피질이라면 어디에서나 이 구조를 관찰할 수 있다는 점에 주목해 보자.

똑같은 6층인데도 불구하고 뇌의 시각령은 눈으로 보는 기능, 운동령은 몸을 움직이는 기능, 체성감각령은 피부에 닿는 것을 느끼는 기능, 청각령은 귀로 소리를 듣는 기능이라는 식으로 기능이 분화되어 있다. 아주 신기하지.

이 분업 방식이 융통성이 없는 것인지, 다시 말하면 안정되고 고정된 것인지 아니면 가변적인 것인지에 대하여 생각해 보자.

예를 들면 제4차 시각령은 색을 보는 장소였지. 그러면 이 자리는 색을 보는 역할만 하고 색에만 반응하는 걸까? 6층 구조는 어디에서나 마찬가지라고 했지? 그렇다면 왜 인간이나 원숭이나 똑같이 이 자리는 색을 보는 장소일까?

이것을 알아보기 위해 실험을 실시한 사람이 있다. 신경을 바꾸어 연결해 본 거야. 2000년 4월 20일자 〈네이처〉에 그에 관한 논문이 실렸다.

원래대로라면 눈에서 오는 신경은, 정상적으로 생겨나고 정상적으로 발달한다면, 최종적으로 '제1차 시각령'에 안착할 테지. 이것은 이미 설명했다그림16. 하지만 이 연구에서는 시신경의 아주 초기 발달 단계에서 외과적인 수술을 했다.

눈에서 오는 신경은 '시상'이라는 곳에서 일단 선을 갈아탄다. 직접 눈에서 대뇌피질로 들어가는 것이 아니라 시상이라는 중계지점을 거치는 거지. 중계지점에서 여러 갈래로 갈라져서 '제2차 시각령'에 가게 되어 있는데, 수술로 중계지점을 조금 손대서, 눈으로 오는 정보를 청각령(본래대로라면 귀로 듣는 장소)으로 가게끔 만드는 것이다.

자, 어떤 일이 일어났을까? 어땠을 것 같아? 빛이 들리게 되었을까?

답은, 멀쩡하게 볼 수가 있었다는 것이다. 즉 시각으로 기능했다는 것이다. 이런 수술을 '리와이어드(rewired, 배선 교체)'라고 하는데, 이렇게 신경회로를 인위적으로 바꾸는 수술을 한 동물도 제대로 보고 행동하고 물건을 고를 수 있었다.

이런 실험을 참고해서 생각해 보면, 뇌 지도는 대체적으로는 역할 분담이 정해져 있지만 꼭 엄밀한 것은 아니며, 상당히 유연하다는 것을 짐작할 수 있다. 6층 구조가 모든 장소에서 두루 쓰이고 있다는 반영인 것 같다. 기본적으로 같은 구조를 하고 있으니까 다른 곳에 투사해도 그 나름의 기능을 발휘할 수 있는 것이지.

눈에서 오는 신경을 귀 부분에 연결했다고 하셨는데, 그래도 잘 들을 수 있었나요?

아하하, 그래, 그 점이 있었군. 그건 잘 모르겠어. 참고로, 이 실험에서는 한 쪽 귀 신경만 리와이어드 했으니까 적어도 다른 쪽 귀는 잘 들릴 것 같은데. 그럼 리와이어드된 쪽은 어떻게 되었을까?

하지만 인지할 수 있다는 것은 제4차 시각령이나 제5차 시각령에도 연결되어 있다는 말이잖아요.

음, 초보 단계의 실험이라 솔직히 말해서 뭐라고 단언할 수는 없지만, 수술로 인위적으로 신경을 교체 연결한 동물은 보기는 하지만 정상적인 동물처럼 시력이 좋지는 않았던 것 같다. 희미한 시각에 의지

해서 움직인 모양이야.

눈에서 오는 정보는 본래대로라면 제1차 시각령으로 들어온 다음에 HOW와 WHAT으로 구별되어야 해. 이 실험의 경우, 시각령까지는 잘 왔지만, 그 다음 정보 분산이 안 되어서 잘 기능하지 않았을 거라는 점도 있겠지. 어떤 특정장소 하나만 바꾸어도 전체에 왜곡이 생기는 경우는 얼마든지 있다. 그런 의미에서 귀 기능에도 영향이 있었을 거라고 생각할 수 있겠지.

지금 소개한 실험은 조금 과격한 사례였다. 그렇다면 이런 건 어떨까?

18 | 뇌 지도는 역동적으로 진화한다

드물지만 선천적으로 손가락이 붙어 있는 사람, 예를 들면 검지와 중지가 붙은 채 태어나는 사람이 있다. 손가락이 네 개밖에 없지. 그런 사람의 뇌를 조사해 보면 다섯 번째 손가락에 대응하는 장소가 없다. 이건 아주 중요한 이야기야.

즉 사람의 손에는 손가락이 다섯 개씩 달려 있다는 것을 뇌가 미리 알고 있는 것이 아니라, 태어나고 보니 손가락이 다섯 개여서 그에 대응하는 뇌 지도가 만들어진 거지. 그런데 태어날 때부터 기형이어서 손가락이 네 개밖에 없으면 뇌에는 네 손가락에 대응하는 신경밖에 형성되지 않는다. 따라서 좀 전에 여러분한테 보여 준 '뇌 지도'는 실은 상당 부분 후천적인 것이다. 말하자면 뇌 지도는 뇌가 정하는 것이 아니라 몸이 정하는 거지.

그럼, 손가락이 네 개로 태어난 사람이 분리수술을 해서 다섯 손가락을 쓸 수 있게 되었다면 뇌는 어떻게 될 것 같나?

두 손가락이 같이 움직이게 됩니다.

분리되어도 두 손가락은 똑같이 움직인다? 그래, 누구나 그렇게 생각했어. 하지만 다섯 손가락을 제각각 잘 사용할 수 있게 되었다. 그리고 뇌를 조사해 보니 불과 일주일 뒤에는 벌써 다섯 번째 손가락에 대응하는 장소가 생겨 있었다.

이 역시 아주 중요한 의미가 있는 사실이다. 뇌는 일단 지도가 완성되면 그 다음부터는 전혀 변하지 않는 고정된 구조가 아니라 들어오는 정보에 따라 그때그때 역동적으로 진화할 수 있다는 뜻이야.

예를 들어 사고로 손을 잃어버린 사람이라면, 잃어버린 손에 대응하던 뇌 부분은 점점 퇴화해 간다. 상어한테 다리가 먹혔다거나 노구치 히데요(1876~1928, 3살 때 왼손에 화상을 입어 다섯 손가락이 붙었다가 17세 때야 수술을 받고 왼손으로도 물건을 잡을 수 있게 되었다. 이 일을 계기로 의학에 투신하여 훗날 매독 배양에 성공하고 노벨상 후보에 오르는 등 세계적인 의학자가 되었다. - 옮긴이)처럼 화상으로 손가락이 다 붙어 버리는 심각한 사고가 아니라도, 좀 더 친근한 예로, 바이올리니스트의 뇌를 조사해 보면 손가락이 반응하는 뇌 부분이 굉장히 발달해 있는 것을 알 수 있다.

이렇게 몸에서 오는 정보가 뇌에 큰 영향을 미치고 있다. 만약 손가락이 여섯 개라면 뇌에는 틀림없이 여섯 개 손가락의 뇌 지도가 생길 것이다.

그럼 앞에서 이야기하던 주제로 잠깐 돌아가 보자. 앞에서 **그림6** '동물과 인간의 뇌 비교 II'를 봤었지. 뇌만 보면 돌고래 뇌는 아주 고성능이다. 하지만 유감스럽게도 돌고래에는 손이 없다. 손가락도 없고.

그래, 이제 이해가 가지? 돌고래는 대단한 뇌를 가지고 있지만 몸이 인간처럼 뛰어나지 않기 때문에 충분히 사용하지 못하는 것이다.

사람한테는 손과 손가락이 있어서 물건을 만들거나 잡거나 요리를 하거나 연주 따위를 할 수 있다. 특히 중요한 것은 뛰어난 목과 구강 구조를 지니고 있어서 소리를 낼 수 있다(발성이 가능하다)는 것이다.

물론 벌레도 소리를 내지만 사람의 목은 더 자유자재로 초음파를 조절할 수 있다. 그래, 사람은 말을 할 수 있다. 자유자재로 음성을 조절하고 음량을 바꾸고 음질을 바꿀 수 있다. 소리의 파장을 자유자재로 바꿀 수 있는 능력을 가지고 있는 것이지. 따라서 인간의 대뇌피질은 목에 대응하는 부분이 필연적으로 넓은 면적을 차지하고 있고, 효율적으로 언어를 조종할 수 있도록 발달되어 있다.

오늘 강의 첫머리에 꺼냈던 화제로 돌아가 보면, '컴퓨터와 인간의
차이'는 과연 뭘까?

동물 뇌의 특징 가운데 하나는 하드웨어, 즉 몸이다. 몸과 그 실행
계인 뇌가 밀접하게 관계한다는 것이지. 물론 컴퓨터에도 키보드나
마우스가 달려 있지만 키보드를 떼어 버려도 컴퓨터의 실체는 변하지
않아. 또 키보드를 다시 연결해도 이전과 마찬가지로 기능한다. 하지
만 뇌는 다르다.

팔을 떼어 내면 뇌 자체가 변해 버린다. 즉 타고난 몸이나 환경에
따라 뇌는 '자기 조직적'으로 자기를 만들어 간다. 구조로 보자면 사실
은 돌고래의 뇌가 인간보다 더 많은 잠재력을 가지고 있지만 유감스럽
게도 '썩히는 보물'에 지나지 않는다는 것이다.

그럼 인간은 뇌를 충분히 사용하고 있을까? 내 생각으로는 인간의
뇌도 '썩히는 보물'인 것 같다그림26.

하긴 어쩔 수가 없지, 손가락이 열 개밖에 없으니까. 만약에 손가락
이 스무 개라면 뇌도 그에 맞게 변화해서 자유자재로 조종할 수 있었
을 거야. 뭐, 천수관음처럼 팔이 천 개나 된다면 또 어떨지 모르지만,
다리 수가 송충이 정도 된다면 인간 뇌 용량으로도 충분히 감당할 수
있을 거야. 6층 구조의 뇌는 잠재능력이 대단하니까.

실제로 정교한 손을 여러 개 가지고 있는 동물이 있지? 오징어나 문
어처럼 말이야. 오징어는 열 개인데, 그 뇌를 본 적 있나? 인간에 비하
면 딱할 정도로 작아. 그런 뇌로도 열 개의 팔을 헷갈리지 않고 완벽하
게 조종하고 있어. 그뿐만이 아니야. 빨판까지 조종하잖아. 그것도 아

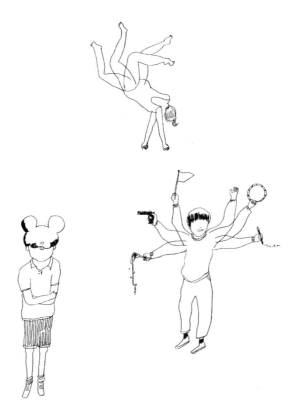

그림26 뇌와 인간의 신체

팔이 더 많이 달렸다고 해도 인간의 뇌는 그것들을 다 자유자재로 움직일 수 있는 잠재적인 능력을 가지고 있다. 인간의 뇌는 팔이 두 개. 손가락이 열 개밖에 없는. 성능이 형편없는 하드웨어에 탑재되고 말았다고 말할 수 있다.

주 많은데 말이야. 수백 개나 되는 빨판을 하나하나 조종해서 교묘하게 입까지 먹이를 나를 수 있어. 그렇게 원시적인 신경조직으로도 그 정도의 일을 여유롭게 할 수 있다. 그런데 문어나 오징어도 '왼손잡이' '오른손잡이' 처럼 주로 잘 쓰는 손이 있는 것 같다고 하더군.

그렇다면 '인간은 뇌 성능이 좋아서 위대하다' 라고 하기보다는, 유감스럽게도 인간한테는 손가락이 열 개밖에 없다는 식으로 생각해야 한다. 뇌는 더 많은 잠재력을 감추고 있어. 안타깝게도 '인간의 신체'

라는, 성능이 형편없는 하드웨어에 탑재되고 만 것이지.

그림27을 보기 바란다. 이것은 25년쯤 전에 〈사이언스〉라는 잡지에 보고된 증거 사례다.

위 사진은 건강한 사람의 뇌고, 아래 사진은 '수두증'이라고 해서 어릴 때 뇌에 물이 고여서, 뇌가 제대로 성장하지 못한 사람의 뇌다. 보는 바와 같이 대뇌가 얇아져 있는 상태로 심한 경우에는 대뇌 체적이 정상인의 10분의 1밖에 안 된다.

그럼 이 사진의 환자는 어떤 증상을 보였을까? 놀랍게도 뇌 기능은 완전히 정상이었다. 뿐만 아니라 대학에서 수학상을 받을 정도로 성적이 우수했다.

이 사람은 어느 날 병원에서 우연히 검사를 받았다가 자신의 뇌가 정상인의 10%밖에 안 된다는 사실을 처음 알게 되었다. 어른이 된 후에 우연히 그 사실을 발견했을 정도로 평소 일상생활에서는 주변 사람과 차이점을 전혀 느낄 수 없었던 거야. 즉 인간이 인간답기 위해서는 그렇게 큰 뇌를 가지고 있을 필요가 없다는 것이지.

이 사실을 봐도 인간의 뇌는 '썩히는 보물'이라고 할 수 있겠지그림28.

다만 현실적인 이야기를 하자면, 어른이 된 뒤에 뇌를 90%나 잘라 버리면 틀림없이 장애가 생긴다. 하지만 이 환자의 경우는 처음부터 작은 뇌로 성장한 덕분에 다른 사람들의 커다란 뇌와 똑같은 기능을 발휘할 수 있었던 거야. 이에 대해 좀 더 깊이 파악하기 위하여 다음과 같이 생각해 보자.

인간의 뇌(호모사피엔스의 뇌)가 지금과 같은 모습이 된 것은 수 만 년 전이다. 그동안 진화를 통해 지금의 인간으로 발전해 왔는데, 그 과정에서 네안데르탈인이니 크로마뇽인이니 하는 원인(原人)이 있었지.

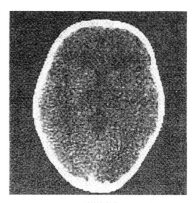

정상인의 뇌

그림27 건강한 사람의 뇌와 수두
증이 있는 뇌
위가 건강한 사람, 아래가 수두증
환자의 뇌 단면이다. 환자의 대뇌
체적이 줄어들었다는 것을 알 수
있다.
Reprinted with permission
from Roger LEWIN, "Is Your
Brain Really Necessary?",
p.1233, in Science, Vol.
210(No.4475, December
1980), ⓒ1980 AAAS.

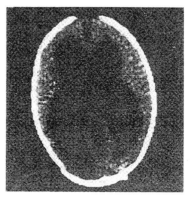

수두증 환자의 뇌

　가령 그들의 자손을 현대사회에 데려오면 어떻게 될까? 제대로 자
랄 수 있을까? 나는 그럴 거라고 본다.

　그들은 매우 원시적인 생활을 했다. 물론 어른이 된 뒤에 데려온다
면 힘들겠지만, 어린아이를 데려온다면 현대 언어를 말하고 어려운
수학 계산도 할 수 있게 될 것이다. 잘 가르치면 주식 거래도 할 수 있
을 거야. 무슨 말이냐면, 사람이 성장할 때는 뇌 자체보다 뇌가 얹혀
있는 몸의 구조와 그 주위 환경이 더 중요하다는 것이다. 일본인이라
도 영어권에서 자라면 영어를 잘하는 것처럼.

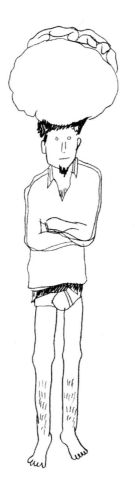

인간의 뇌는 '썩히는 보물' 과 같다. 환경에 적응하는 데 필요한 것 이상으로 진화해 버려서 충분히 사용되지 못하고 있다.

네안데르탈인이나 크로마뇽인은 진화의 정도로 본다면 초기 인류였겠지. 그럼에도 불구하고 그들은 이미 현대에도 통할 만한 뇌를 가지고 있었다고 할 수 있다. 그렇게 생각하면, 현대 인간의 뇌는 당시부터 이미 '썩히는 보물'이었던 셈이지.

결국 뇌는 진화에 필요한 최소한의 진화를 한 것이 아니라 지나치게 진화해 버렸다고 할 수 있지 않을까. 진화 교과서를 읽어 보면, 동물은 환경에 맞추어 진화해 왔다고 적혀 있는데, 그것은 어디까지나 신체에 관한 이야기다. 뇌의 경우는 환경에 적응하는 데 필요한 것 이상으로 진화해 버려서, 온갖 능력을 제대로 써먹지 못하고 있다는 것이 맞을 거야. 능력을 한정짓는 것은 뇌가 아니라 신체라는 뜻이지.

이처럼 언뜻 생각하기에 뇌는 지나치게 진화해 버렸지만 달리 생각하면 언젠가 예기치 않은 환경을 만났을 때 여유롭게 대응할 수 있도록 하는 일종의 '여유'라고 해석할 수도 있다. 새로운 환경을 만나거나 진화나 기형 등으로 신체 자체가 갑자기 변해 버린다고 해도 뇌는 여유분이 있어 충분히 적응해 나갈 수 있다는 말이지. 뇌의 과잉 진화란, 말하자면 안전장치, 혹은 미래를 대비한 여벌 같은 것이라고 할 수 있다. 따라서 우리가 지금 뇌를 제대로 써먹지 못한다고 한탄할 일만은 아니라는 것이다.

그럼 역으로 뇌의 잠재적인 능력을 완전히 사용하려면 손의 수를 늘린다거나 하면 되지 않을까요?

음, 아마 그렇겠지. 물론 아무도 그렇게 해 본 사람은 없지만.

그럼 왜 사람의 신체가 발달하지 않은 거죠?

신체가 발달한다니?

왜 신체가 뇌에 어울릴 만큼 대폭적으로 진화하지 않았냐는 거죠.

그건 모르겠어. 우리가 박쥐처럼 초음파를 사용한다면 한밤중에도 편하게 돌아다닐 수 있겠지. 하지만 그런 능력을 발달시키지 못했어. 필요가 없었던 것이겠지, 틀림없이. 하지만 초음파를 갖춘 생물로 진화했다면 뇌를 더 많이 활용할 수 있었을 거야.

뇌는 신체를 조종하기 위해서 있지만 신체는 뇌가 환경과 만나는 접점, 아니, 환경 그 자체라고 할 수 있지. 따라서 뇌가 지나치게 진화해 버렸다고 해도 신체는 환경에 적응하는 정도 이상으로 진화할 필요가 없는 거겠지.

따라서 만약 돌고래가 멋진 몸을 가졌다면 인간도 당할 수 없었을 거야.

인간과 돌고래의 뇌 모양이 전혀 다른 걸요.

그렇지. 모양도 다르지만 그림6에서처럼 뇌 각 부분의 구성비에도 주목하기 바란다. 인간은 소뇌가 거의 가려져 있지만 돌고래는 소뇌 비율이 상당히 크다. 소뇌는 운동신경을 관장하는 곳이지.

동물 중에서도 인간의 운동신경은 결코 좋은 편이 못 돼. 그 점은 뇌를 봐도 분명해. 소뇌가 작잖아. 운동신경 대신 지능을 발달시킨 거야.

자, 쥐의 뇌를 보자. 운동신경이 아주 좋을 것 같지? 실제로 쥐는 민첩성이 좋다. 돌고래나 쥐의 뇌를 살펴보면 알 수 있겠지만, 대뇌와 소뇌의 비율을 보면 그 동물의 운동신경이 얼마나 뛰어난지를 가늠할 수 있다.

그럼 운동신경이 가장 뛰어난 동물은 무엇일까? 물론 인간은 아니다. 인간은 운동신경이 둔한 동물 중 하나야. 코알라나 나무늘보에 비하면 좀 나을지 모르지만.

그래, 새. 새는 운동신경이 대단해. 하늘을 날고 공중을 선회하니까, 먹이를 발견하면 급강하하기도 하지. 새의 운동신경은 동물 중에서도 최고 수준이야. 그것은 뇌를 봐도 금방 알 수 있어. 새의 소뇌는 아주 크다. 이렇게 부분적으로는 환경에 따라 뇌도 변화하고 있다. 새는 자기 환경에 맞게끔 소뇌를 진화시키고 있는 거야.

현재 종족 간의 이식은 시도하지 않나요?

종 사이? 그러니까 쥐의 뇌를 인간에게 심는다거나 하는 거?

'돌고래의 뇌를 인간의 머리 속에 옮기면 어느 정도나 발달할까' 라든지…

그런 이식은 하지 않고 있다. 이유는 많지만, 윤리적인 문제를 제쳐 놓더라도 제일 큰 문제는 면역이야. 종이 다르면 아무래도 거부반응이 일어나지. 이식한 부분이 공격을 당한다는 얘기야. 단 한 개밖에 없는 뇌가 면역 때문에 없어져 버리면 곤란하겠지.

어떤 쥐에서 발견된 것은 다른 쥐에도 반드시 발견됩니까?

신경의 수나 대략적인 뇌의 형태는 개성이 없어서 거의 똑같다. 다만 신경 차원에서는 개체 간 차이가 있지. 양배추를 보여 주면 반응하는 신경 같은 것은 어느 원숭이한테나 반드시 있다.

사람한테도 말입니까?

그래. 더구나 뇌 어디를 자극하면 목적하는 신경을 발견할 수 있는

지도 대개 밝혀져 있다. WHAT 회로를 찾아내면 되는 거야. 물론 아주 힘든 실험이어서 하루에 몇 개밖에 찾아낼 수 없는 경우도 있다. 하지만 어쨌든 그런 실험을 해 나가다 보면 언젠가는 발견할 수 있지.

후천적으로 발달하는 거라면서 왜 모두 같은 자리에 청각령이 있는 걸까요?

아주 좋은 질문인데, 이야기를 하자면 그것만으로 2시간은 훌쩍 지나갈 거야. 간단히 대답하면, 인간의 몸이 거의 똑같이 생겼기 때문이다. 손가락이 등에 달려 있다면 다른 사람과 전혀 다른 뇌 지도가 생기겠지. 하지만 인간의 신체 구조는 기본적으로 동일하거든. 그래서 뇌 지도도 사람들 사이에 별 차이가 없는 거야.

21 | 마음은 어디에 있을까?

뇌 이야기를 듣다 보니, '그렇다면 감정이나 마음은 어디에 있는 걸까' 하는 의문이 생깁니다. 쥐의 '보수계'를 계속 자극하는 이야기도 하셨는데요, 예를 들어서 슬프다는 감정을 일으키는 신경을 자극하면 누구나 울게 되나요? 제가 생각하기에는 뇌와 감정은 별개인 것 같습니다. 모두 의식을 가지고 있지만, 감정도 있잖아요. 예를 들어서 쥐는 굶어 죽을 때까지 계속 보수계를 자극하고……. 쥐가 굶어 죽어 갈 때 기분이 어땠을까를 상상하면 조금 혼란스러워지는데, 마음과 뇌는 어떻게 관련되어 있을까요?

그건 다음 강의의 주제로 생각하고 있으니까, 여기서는 문제 제기만 해 두자.

여러분도 함께 생각해 보았으면 좋겠는데, '뇌가 마음을 낳는다'는 것은 분명하다. 하지만 뭐라고 할까, 지금 자네가 제기한 문제는 '어떻게 마음이 생기는가'라는 질문처럼 들리는군.

결국 뇌 활동 자체가 마음인가, 아니면 뇌 활동도 있고 그것과는 별개로 마음이라는 것도 있어서(물론 뇌가 마음을 낳는 것은 알고 있지만, 그것과는 다른 곳에 존재하면서) 모종의 형태로 뇌와 상호작용을 하고 있는가, 하는 문제이기도 하다.

'슬프다는 신경이 있어서 그 신경을 자극하면 눈물이 나오는 걸까'라는 의문은 아주 핵심적이다. 그런 일이 실제로 일어나는지 어떤지, 다음 강의에서 같이 생각해 보자.

이 강의에서 어느 정도까지 파고 들어갈 수 있을지 알 수 없지만, 이렇게 마음과 뇌의 관계에 대해 생각해 간다면 이미 철학의 세계로 들어서는 것이겠지. 마음과 몸의 이원론, 즉 뇌와 정신은 별개라는 주장도 있고 같은 것이라는 주장도 있는데 뇌 과학자들 사이에서도 아직

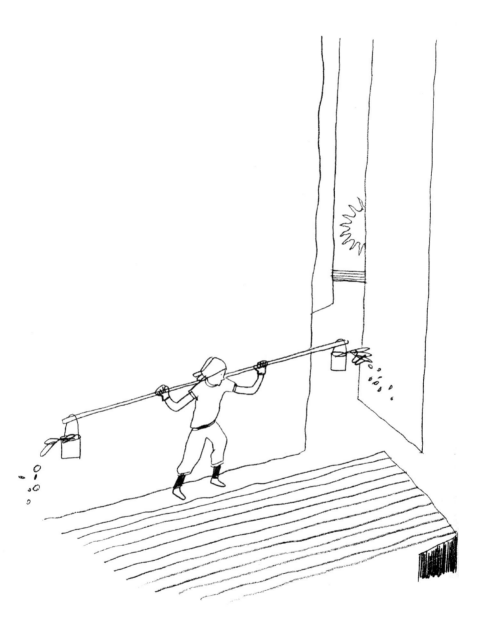

그림29 신체의 확장

커다란 짐을 메고 좁은 골목을 지나갈 때면, 커다란 짐 앞 까지 신경이 미치는 것처럼 느껴진다.
뇌가 짐을 신체의 일부로 간주하고 있는 것이다.

의견이 일치하지 않는다. 다만 나는 내가 생각하는 바를 여러분한테 들려줄 것이다.

특히 신체와 뇌의 관계는 아주 미묘한 부분이다. 원숭이한테는 손을 인지하는 신경이 있지만, 물건이 멀리 있어서 손이 닿지 않을 때는 도구를 사용한다. 원숭이가 막대기를 사용해서 물건을 당기면 손가락 끝 쪽에서 반응하던 신경이 이번에는 막대기 끝 쪽에서 반응하게 된다.

사실 우리도 그럴 때가 있는데, 이를테면 그림29처럼 짐을 어깨에 메고 좁은 길을 지난다고 하자. 평소라면 쉽게 지나갈 길이라도 짐의 앞 머리 부분에까지 온 신경이 미치는 것을 느낄 수 있다. 아마 그럴 때 뇌는 커다란 짐까지 '하나의 몸'으로서 관리하고 있을 거야. 신체의 일부로 간주해서 그 순간만큼은 내 몸이 커져 있는 셈이다.

신체가 뇌를 변화시키고 있는 것처럼 뇌도 신체를 변화시키고 있다고 할 수 있어. 그 관계성이 아주 애매한 거야.

마지막으로 간단한 숙제를 내겠다. 아주 간단한 거야. 시각 중에는 착각이라는 것이 있지. 전문용어로 '착시'라고 한다그림30. 가장 간단한 예로서, 같은 길이의 선을 두 가닥 놓고 이렇게 화살표를 그리면 위쪽 선이 짧아 보인다. 유명한 그림이니까 다들 알고 있을 거야.

그런데 왜 이런 현상이 일어나는지 생각해 본 적 있나? 한번 생각해 보기 바란다. 이것은 의외로 중요한 문제야. 왜냐하면 같은 길이의 선을 보고 있는 거잖아. 같은 것을 보고 있는데 마음속에 떠오르는 것, 감정으로 떠오르는 것은 다르다. 눈으로 똑같은 정보가 들어왔는데 다르게 의식된다. 이것이 의식을 푸는 하나의 열쇠가 될지도 모른다.

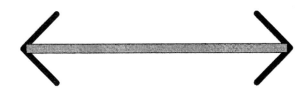

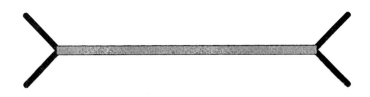

그림30 숙제1 : 착각은 왜 일어날까?
같은 길이의 선인데 왜 화살표시 방향에 따라 길이가 다르게 보일까?

제2장

인간은 뇌의 해석에서 벗어날 수 없다

1 ┃ 마음은 무엇일까?

오늘은 주로 '마음이란 무엇인가'에 대해 이야기하기로 하자. 조금 철학적인 내용도 다룰 텐데, 뇌 과학에서도 아직 가설 수준을 벗어나지 못한 내용도 전달해야 할 것 같다. 아직 확실한 결론이 나지 않은 내용을 날것 그대로 여러분에게 전달해야 하는데, 그런 점에서는 막연한 강의가 될지도 모르겠다. 하지만 어떤 사람한테는 네 번의 강의 중에서 제일 재미있는 강의가 될 것이다.

'마음'에 대해서 이야기할 때 제일 먼저 해야 할 일은 '도대체 마음이란 무엇인가'를 정의하는 것이다. 그렇지 않으면 '마음'에 대해서 이야기할 수가 없다. 여러분은 '마음'이 무엇이라고 생각하나?

내가 나일 수 있는 것.

그것 이외의 것은 마음이 아닌가?

자신의 의지를 가지고 있는 것.

의지가 있는 것이 마음이라…… 그것도 하나의 대답이 되겠지. 그 밖에는?

감정.

감정이 마음이라. 음, 그것도 대답이 될 수 있지. 또?

인격이라든지…….

사람들은 인격을 비롯해서 감정, 의지 등을 전부 뭉뚱그려 '마음'이라고 말하지. 지난번에 컴퓨터와 인간의 차이를 이야기할 때, 하나의 결론으로서 '뇌가 컴퓨터와 다른 것은 몸에서 오는 정보가 뇌의 구조나 기능을 결정하는 것'이라고 말했다. 즉 하드웨어 자체가 변할 수 있는 것이 뇌고, 하드웨어가 달라지지 않고 그대로 남는 것이 컴퓨터라는 말이지.

그리고 또 하나, 누군가 무선 조종 쥐는 자기 의지로 움직이지 않으니까 어떤 의미에서는 컴퓨터에 가깝다는 이야기를 했었지? 그런 것을 생각하면, 마음의 문제를 이야기하는 것은 어떤 의미에서는 '뇌란 무엇인지'를 이야기하는 것이고 또 컴퓨터와 뇌가 어떻게 다른지, 그 경계를 찾는 일이기도 하다.

정의를 내리기는 어렵지만, 일단 지금은 의식·무의식을 포함한 뇌의 추상적인 작용이랄까, 그런 정신작용 전반을 '마음'이라고 해 두자.

인간의 특징은 생각하고, 상상하고, 걸을지 멈출지를 결정하는 등 자신의 내면과 외면을 다양하게 조종할 수 있다는 것이다.

그럼 '뇌는 어떻게 의지를 낳느냐'라는 것이 그 다음 문제가 될 텐데, 뇌는 어떻게 생각을 할까?그림31 실제로 두개골을 열어 보면 1.5킬로그램쯤 되는 '특별할 것도 없는 물체'가 들어 있을 뿐이잖아. 그런 물체가 어떻게 생각을 하고 있을 것 같나? 아니, 그걸 알면 벌써 뇌 과학은 끝났겠지.

행성 운동에 대한 '케플러의 법칙'이라는 것은 들어 본 적 있나? 그걸 주장한 물리학자 요하네스 케플러(독일, 1571~1630)는 아주 진지하게 '뇌 속에 살고 있는 소인이 생각을 하는 것이다'라고 주장했다. 이걸 '케플러의 소인 이론'이라고 하지. 하지만 이 주장에는 허점이 있는 것 같지? 무슨 허점일까?

그 소인은 또 어떻게 생각을 하는 걸까?

그렇지. '그렇다면 그 소인은 또 어떻게 생각을 하는 것일까?'라는 문제가 여전히 남는다. 그 허점을 소인의 머릿속에 또 소인이 산다는 식으로 해결하려고 든다면 점점 더 작아지는 소인이 수없이 생겨날 것

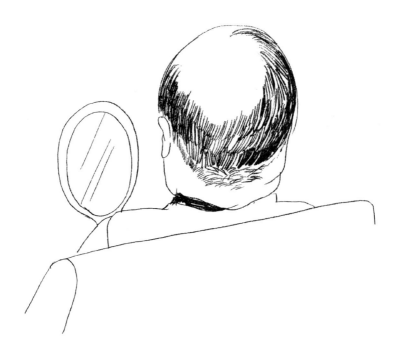

그림31 뇌와 마음의 관계
인간은 생각하거나 상상하거나 기억하거나 행동을 결정한다. 그럼 뇌는 이러한 의식 작용(=마음)을 어떻게 만들어 내고 있을까?

이다. 역시 황당한 주장이라는 것을 알 수 있겠지? '마음'에 관해서 이야기할 때는 뭔가 다른 매체나 기관이 '마음'을 담당한다고 가정하는 순간, 막다른 골목에 부딪히고 만다. 따라서 좀 더 직접적으로 뇌와 의식을 연결지어 생각해야 제대로 이해할 수 있을 것이다.

2 │ 의식과 무의식의 경계에 있는 것은?

좀 전에 '의식'이라는 말을 꺼냈는데, '의식'에 대해 한번 생각해 볼까? 사람의 몸에는 의식할 수 있는 것과 의식할 수 없는 것이 있지. 의식할 수 없는 것은 뭐가 있을까?

아주 많겠지. 실은 저번 강의가 끝나고 질문을 받은 내용인데, 심장의 움직임은 멈출 수가 없다. 계속 움직이고 있잖아. 죽어야 멈추겠지. '멈춰 봐' 하고 간절하게 생각해도 멈추지 않는다. 이런 것은 무의식이다. 그밖에도 아주 많다. 예를 들면, 졸음도 마찬가지야. 졸음이 오면 결국 참지 못하고 자는 수밖에 없다. 이것도 무의식이다. 수업 중에 조는 사람도 많을 텐데, 그것도 의식을 해서 억지로 조는 것이 아니니까 존다고 야단칠 일은 아니지. 졸린데 어쩌겠어.

그 말씀, 우리 선생님한테 꼭 해주세요(웃음).

하하하. 그렇게 의식할 수 있는 것과 의식할 수 없는 것을 하나하나 꼽다 보면 아주 흥미로운 사실도 알게 되는데, 이를테면 '호흡'은 어떨까?

어떤 때는 의식해요.

그래, 어떤 때는 의식하지. 평소에는 전혀 의식하지 않지만 의식적으로 멈추려고 하면 멈출 수도 있지. 그런 의미에서 호흡은 의식과 무의식의 경계선 위에 있는 신비한 행동이다. 왜 그럴까. 어쩌면 잠수할 때처럼 꼭 숨을 멈추어야 할 때를 대비한 것인지도 모른다. 물론 진짜 이유는 나도 몰라. 다만 흥미로운 점은, 호흡은 잠시 멈출 수 있을지 모르지만 죽을 때까지 멈추고 있으려고 아무리 의식을 해도 그건 역시 불가능하다는 것이지. 이렇게 미묘하게 의식과 무의식의 경계에 있는 것이 호흡인 것 같다.

쓰다　　　설탕　　　쿠키

먹다　　　맛있다　　　마음

타르트　　　　　　초콜릿

파이　　　맛　마멀레이드

새콤달콤하다　　　　누가

딸기　　　벌꿀　　　푸딩

그림32 숙제2 : 여기 제시한 단어를 바라보고……
'맛있다'고 느끼는 단어가 나열되어 있다.

먼저 오늘은 '마음은 무엇인지' '의식과 무의식을 결정짓는 것은 무엇인지' 또 '그 경계와 정의는 무엇인지' 생각해 보기로 하자.

갑작스런 얘기지만, 간단한 숙제를 한 가지 내겠다. 다음번 강의를 위한 숙제다. 자, 먼저 단어 몇 개를 보여 주겠다. 한번 읽어 봐라 그림32.

어때, 왠지 구미가 당기는 단어들이지?

모두들 긴장한 표정들이네. 이걸 다 기억하라는 것은 아냐(웃음).

3 ▎ 전두엽은 어떻게 마음을 낳을까?

그럼, 지금 본 것은 잠시 잊기로 하고 화제를 바꿔 보자. 그림33을 보기 바란다.

예전에 머리를 크게 다친 사람이 있었는데, 그 사람의 두개골이다. 피네아스 게이지라는 사람으로, 뇌 과학계에서는 아주 유명한 환자다.

왜 이런 이야기를 하느냐 하면, 지난 강의에서 뇌 기능은 국재화 (localized)되어 있고, 뇌는 부위별로 전문화되어 있다고 했었지. 그런 발상에 따른다면, 마음도 어딘가 전문화된 영역이 따로 있는 것은 아닌가, 하고 생각하는 것이 자연스럽겠지. 그런 힌트를 준 최의 환자가 바로 이 사람이다. 그는 공사 현장에서 아주 성실하게 일해서 주위의 신뢰도 아주 두텁고 성격도 온화하고 꼼꼼한 사람이었다고 한다.

그런데 어느 날 공사 현장에서 폭발사고가 일어났다. 단순한 사고였지만 근처에 있던 쇠몽둥이가 날아와 이 사람의 턱을 뚫고 들어가 머리 위로 나오고 말았다. 직경 3센티미터나 되는 쇠몽둥이가. 이 사진을 보면 그것이 얼마나 큰 사고였는지 상상할 수 있을 것이다.

그런데 천만다행으로 이 사람은 죽지 않았다. 이 쇠몽둥이를 빼내고 잠시 요양을 하자 다시 건강한 상태로 돌아갈 수 있었다.

그런데 주위 사람들이 놀란 것은, 그의 성격이 확 바뀌었다는 것이다. 예전 기억은 온전히 다 남아 있는데 유독 성격만 바뀌어 버렸다. 사고 전에는 성실하고 꼼꼼한 성격이었는데, 갑자기 게을러진 것이다. 또 비열해지고, 상소리를 내뱉고, 남들을 배려할 줄 모르게 되고, 욱 하는 성격이 되고…… 아무튼 사고 이전과는 정반대라고 할 수 있을 만큼 성격이 완전히 뒤바뀌어 버렸다.

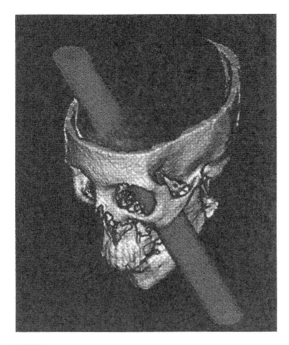

그림33 피네아스 게이지의 두개골

사고로 쇠막대가 볼에서 머리 위로 관통했다.

from: Damasio H, Grabowski T, Frank R, Galaburda AM, Damasio AR: The return of Phineas Gage:
Clues about the brain from a famous patient. Science, 264: 1102–1105, 1994. Department of
Neurology and Image Analysis Facility. University of Iowa. Reprinted with permission from Hanna
Damasio, et al., "The Return of Phineas Gage: Clues About the Brain from the Skull of Famous
Patient", p.1104, Fig.5(B) in Science, Vol. 264(No. 5162, MAY 1994). ©1994 by Hanna Damasio, et al.
and AAAS.

이 사람이 다친 부위는 그림에서 보는 것처럼 전두엽이다. 전두엽
은 이마 바로 뒤, 뇌로 말하면 제일 앞쪽에 해당한다. 150년 전에 이
환자의 사례가 보고 되자, 어쩌면 인간의 개성이나 성격, 마음이나 의
식 따위를 낳는 것은 전두엽이 아닐까, 하고 생각하게 되었다. 반론도
많지만 지금도 많은 뇌 과학자들은 그럴 거라고 믿고 있다.

그걸 뒷받침이라도 하듯이 동물 중에서도 전두엽이 제일 발달한 것
이 인간이다. 원숭이도 있지만 인간이 압도적으로 크다. 반면에 쥐는

상당히 작다. 그런 것을 보더라도 좀 더 고도하고 고차원적이고 인간다운 뇌 기능을 담당하는 것은 전두엽이라고 할 수 있겠지.

다만 문제는 이 자리에 '마음'이 있을지도 모른다는 것만으로는 아무 것도 해결되지 않는다는 것이다. 마음을 낳는 장소를 알아냈다고 해서 마음을 이해한 것은 아니겠지.

오히려 '전두엽은 어떻게 마음을 낳을까'라는 질문이 더 중요할 것이다. 그럼 실제로 전두엽은 무엇을 하고 있을까? 신경이 무슨 작용을 해서 '마음'을 낳는 것일까?

여기서 잠깐 이야기를 돌려, 아까 여러분에게 보여준 단어들을 전부 말할 수 있는 사람? 한 5초 정도 보여 준 것 같은데……

……

하하하. 도저히 안 되겠지? 뇌 용량을 넘어 버렸으니까. 안심해도 좋아. 만약 대답할 수 있다면 오히려 그게 더 이상한 거야. 여러분은 많은 단어를 한번에 기억할 수는 없어. 그렇다면 이렇게 물어보면 잘 기억할 수 있지 않을까? '딱딱하다, 맛, 달다' 자, 이 세 가지 중에 아까 보여 준 목록에 있던 단어는 어떤 것이지?

달다…….

그래, 이렇게 하니까 아주 쉽게 나오는군.

바로 이게 흥미로운 점인데, 정답은 '달다'가 아니었다. 그 목록을 다시 한 번 볼까. 자, '달다'는 없지?

단 것들이 들어 있어서…….(웃음)

그렇지. 하지만 정답은 '맛'이었다.

이제 내가 뭘 말하려고 하는지 알겠나? 어째서 뇌에서 이런 현상이 일어났을까? 바로 이것이 마음의 맹렬한 움직임을 보여 준다. 방금 누구의 뇌에서나 이런 현상이 자연스럽게 일어났을 거야. 왜 이런 일이 일어나는지, 그 이유를 생각해 보는 것이 다음번 숙제다. 알겠지? 뇌는 왜 그렇게 움직였을까? 뇌는 '달다' 라는 말을 떠올려서, 말하자면 제멋대로 믿고 있었던 셈이지. 그렇게 하게 된 이유, 그렇게 하는 것의 이점은 과연 무엇일까를 생각해 보기 바란다.

자, 그럼 여기서 용어 몇 가지를 설명하겠다. 방금처럼 죽 나열된 단어들의 대략적인 공통점을 뽑아서 "이것은 맛난 것을 모아 놓은 '맛있는 계열' 이로군" 하는 식으로 사물을 일반화하는 것, 마음의 이런 작용을 '범화(汎化)' 라고 한다. 뇌는 종종 이처럼 범화 작용을 한다. 다음 시간까지 '왜 뇌는 범화를 할까?' 를 고민해 보기 바란다.

4 입체는 한쪽 눈으로도 느낄 수 있다

'마음'이나 '의식'의 문제와 관련하여, 인간의 다양한 행위 중에서 어디까지가 의식이고 어디까지가 의식이 아닐까? 예를 들어 눈으로 보는 행위는 어떨까? 이것은 우산이고, 이것은 옷이고…… 이렇게 보는 것은 의식일까?

양쪽에 다 해당돼요.

양쪽 다? 음, 속편한 대답이로군(웃음).

보는 것은 의식이 아닙니다. 초점을 맞추는 것은 의식이지만. 뇌가 보지 말라고 명령해도 눈을 감는 게 고작이죠. 눈을 감아도 눈꺼풀 뒤로 어두운 부분을 보고 있는 것이고, 이런 상태를 보지 않는 거라고 간주하기는 하지만…….

좋은 의견이다. 듣고 보니 그렇군. 음, 흥미로운 발상이야. 원래 눈은 보기 위해 존재하는 것이지. 하지만 눈이 있으니까 볼 수밖에 없기도 하지.

그럼, 화제를 조금 바꿔서, 사람한테는 눈이 왜 두 개 있을까?

입체적으로 보려고…….

응, 아마 학교에서 그렇게 배웠을 거야. 하지만 사실일까? 오른눈과 왼눈의 각도가 미묘하게 달라서 입체적으로 보인다고 설명할 수 있다. 아마 그게 정답이겠지. 나도 시험 삼아 한쪽 눈을 감고 바늘에 실을 꿰어 본 적이 있는데, 아주 힘들더군. 그러니까 아마 두 눈이 존재하는 것은 입체적으로 보기 위해서일 거라는 것쯤은 쉽게 생각할 수 있다.

하지만 만약 눈이 하나이면 입체를 느낄 수 없을까? 시험 삼아 그림 34를 한쪽 눈으로만 볼까? 어때? 입방체로 보이나? 아니면 정방형에 평행사변형이 두 개 붙어 있는 것처럼 보이나?

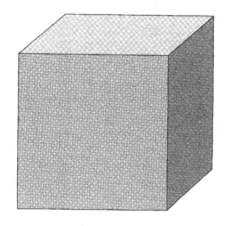

그거야 애초에 평면에……

실제로 평면에 인쇄되어 있으니까……

그럼 한쪽 눈을 감아 봐. 자, 여러분 앞에 서 있는 내가 2차원의 얇은 종이에 그려진 사람으로 보이나?

아니지? 역시 입체적으로 보일 거야. 사람 눈은 한 만으로도 제대로 입체감을 느낄 수 있다.

게다가 애초에 두 눈으로 볼 수 있는 사람은 의외로 적다고 한다. 두 눈으로 입체를 인식하는 사람은 전체의 70% 정도이고, 나머지 30% 정도는 두 눈으로 잘 보지 못한다고 한다. 그럼에도 불구하고 사람은 모두 입체를 제대로 느끼고 있는데, 이것은 애초에 한쪽 눈으로도 입체를 느낄 수 있기 때문이다.

색의 차이나 그림자 같은 것으로 말이죠?

아마 그렇겠지. 이 그림만 봐도 그림자라든지 마름모꼴이 잘 어우러져 있군.

5 ┃ 왜 길이가 다르게 보일까?

그럼 지난번 강의의 숙제로 돌아가 볼까? 착시를 일으키는 그림30에서 실제로 두 개의 선은 같은 길이인데, 아래쪽 선이 더 길어 보이는 것은 왜 그럴까? 대답해 볼 사람?

무의식적으로 주변의 것들을 보게 되니까요.

주변의 것들이라면, 선에 이 수염처럼 튀어나온 거? 오케이. 내 질문이 서툴렀군. 물론 너의 대답은 아주 훌륭하다. 다만 "왜 길이가 다르게 보일까?" 라고 물었을 때, 이 '왜' 는 두 가지 의미로 받아들일 수 있다. 하나는 '어떤 이유로 길이가 다르게 보일까?' 라는 것. 이 의미일 때는 지금의 네 대답이 옳다.

하지만 그 질문에는 '무엇을 위하여……?' 라는 의미도 포함되어 있다. 즉 이유를 묻는 것일 수도 있고 목적을 묻는 것일 수도 있다. 자, 두 선의 길이는 같은데, 무엇을 위해서 굳이 다르게 느껴야 할까?

그걸 생각하기 전에 잠깐 **그림35**를 보자. 이것은 어떻게 보이나? 큰 사람과 작은 사람이 두 쌍 있다. **그림A** 패턴과 **그림B** 패턴.

그림A는 오른쪽 사람이 멀리 있는 것처럼 보이고, 그림B는 오른쪽 사람이 작은 것처럼 보여요.

그렇지. 왜 그럴까?

하나는 비스듬히 놓여있고 하나는 바로 옆에 놓여 있어서…….

그렇다. 그럼 왜 비스듬히 있는 것과 바로 옆에 있는 것이 전혀 다르게 느껴지는 걸까?

바로 옆에 있으면 큰 사람과 작은 사람이 같은 위치에 있는 것처럼 보이지만, 비스듬히 배치하면 원근법 때문에 뒤에 처져 있는 것처럼 보여요.

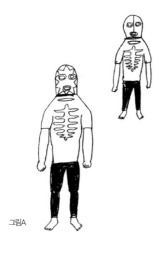

그림A

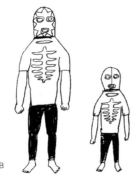

그림B

그림A, 그림B 모두 작은 사람의 키는 같다. 배치를 달리하면 느낌은 어떻게 달라질까?

그렇지. 작은 쪽 두 사람은 같은 크기로 그려져 있는데……. 아, 다음 그림36이 더 알기 쉽겠군. 이건 어때? 의자에 앉아 있는 사람이 둘 있는데, 위 그림과 아래 그림에서 사람의 크기는 동일하다. 이렇게 하면 차이가 더 잘 드러나겠지.

즉 사물에는 깊이라는 것이 있고, 깊이를 판단하지 않으면 안 되니까 뇌에는 완전히 같은 정보가 들어가는데도 콘텍스트(context), 즉 주

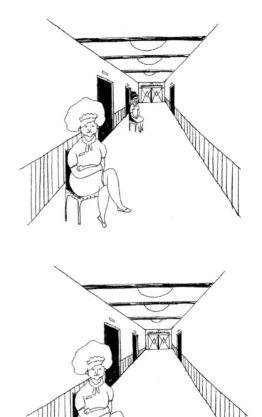

그림36 심도를 표현한 그림2
사람의 크기 자체는 달라지지
않았는데······

변 상황에 따라서 뇌가 가려서 판단하는 것이다.

그림35의 사례로 돌아가서, 이 경우도 같은 정보가 눈으로 들어오지만 왠지 주변과의 균형이 다르다고 할까, 콘텍스트가 달라서 뇌의 판단이 달라지는 것이다.

그림37을 보면 더 잘 알 수 있다. 37-A, 37-B처럼 배경을 바꾸면 눈에는 완전히 같은 정보가 들어오고 있지만 뇌는 주변 상황에 따라 그 정보를 다르게 해석하는 것이다. 왜 뇌는 이렇게 해석하는 걸까?

그림38도 마찬가지지. 뉘어 놓은 두 개의 막대는 길이가 똑같다. 하지만 달라 보이지. 아래 이 짧아 보일 것이다. 이 두 개의 통나무도 길이는 같지만 아래 이 더 짧아 보이지. 이제 분명히 알겠지? 무엇을 위해서 '착각'을 하는 걸까?

거리를…….

그렇지, 입체시(立體視)를 보정하기 위해서다. 처음에 숙제로 제시한 사례로 돌아가면그림39, 두 막대의 길이는 망막 위에서는 동일하다. 하지만 평소 우리가 보고 있는 방식을 생각해 보면 진상을 알 수 있다. 한쪽은 입방체 바로 앞쪽 변에 있는 것 같고, 또 한쪽은 입방체 뒤에 있는 것 같다. '것 같다'는 것은 곧 뇌의 해석을 말하는 거야. 뇌가 실제 길이를 멋대로 상상해서 보정하려고 하기 때문에 착각이 생긴다. 이것은 의식으로는 도저히 제어할 수가 없는 것이다.

잠깐 벗어난 얘기긴 하지만, 착각과 관련한 이야기를 하나 소개하겠다. 착각이 만능이 아니라는 이야기다. 실제로 그림38의 두 막대는 길이가 같지만, 머릿속에서는 한쪽 막대가 더 길다고 생각하게 되지. 하지만 재미있는 것은, '이것을 잡아 보세요'라고 요청하면 어느 막대를 집을 때나 엄지와 검지를 똑같은 폭으로 벌려서 잡으려고 한다. 머릿속에서는 길이가 다르다고 판단하지만, 실제로 잡으려고 할 때는 두 막대 모두 같은 폭으로 손가락을 벌린다는 것이다. 이런 것을 봐서도 행동과 의식이 꼭 일치하지는 않는다는 것을 알 수 있다. 그 이야기는 나중에 다시 할 기회가 있을 거야.

그럼 잠깐 정리해 보자. 왜 착각이 생겨날까? 이것은 어쩔 수 없는 일종의 숙명이라고 할 수 있다. 왜냐하면 세상은 3차원인데 눈의 망막은 2차원이거든. 눈앞에 있는 사물이 3차원 정보로 눈에 들어와도 눈

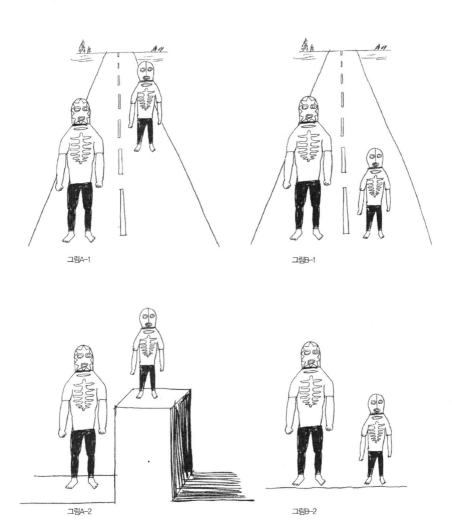

그림37 심도를 표현한 그림3

그림35에 배경을 보탰다. 그림A-1에서는 오른쪽 사람이 왼쪽 사람보다 뒤에 있는 것처럼 보이고, 그림A-2에서는 왼쪽 사람 옆에 나란히 있는 것처럼 보인다.

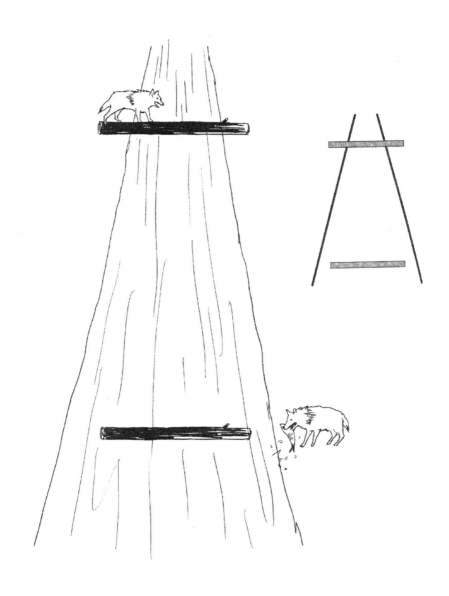

그림38 심도를 표현한 그림4
막대기도 통나무도 위아래 모두 같은 길이지만, 밑에 있는 것이 더 짧아 보인다.

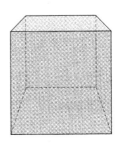

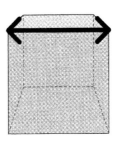

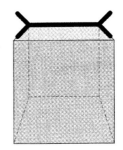

('착각은 왜 일어날까?')
만약 이 상자가 입방체라면 변
길이는 동일할 텐데, 가운데 입
방체의 화살표는 제일 앞에 있
는 '것처럼 보인다'. 맨 아래 입
방체에 있는 화살표는 뒤쪽에
있는 '것처럼 보인다'. 입체로
보려고 뇌가 멋대로 보정을 하
기 때문에 이같은 착각이 일어
난다.

의 렌즈를 통해서 망막에 비춰지면 2차원으로 차원이 줄어들어 버린
다. 결국 뇌는 사진과 같은 얇은 그림으로밖에 감지할 수 없다. 뇌는
그것을 어떻게든 3차원으로 해석하려 하고, 그것 때문에 이러한 여러
가지 착시현상이 일어나는 것이다.

더구나 이 그림을 보면 알 수 있듯이, 아무리 사실은 똑같은 길이라
고 의식하려 해도 어쩔 수 없이 한쪽이 길어 보이게 된다. 이런 착각은
의식으로 막을 방법이 없다.

6 | 풍경이 거칠게 보이지 않는 까닭

　기왕 얘기가 나온 김에 눈의 구조에 대해서도 생각해 보자. 망막의 구조는 모두 알고 있지? **그림40**을 보면 눈의 구조를 알 수 있다. 이 그림에서 빛은 왼쪽에서 들어온다. 눈의 제일 안쪽에 '망막'이 있어서 거기에 외계가 비추어지고 그 막 위에 있는 '시신경'을 통해 눈으로 들어온 정보가 뇌로 보내진다. 망막의 일부를 확대해 보면 이런 식이다(**그림40** 아래쪽 확대도). 이 속에 빛을 느끼는 세포가 있다.

　빛을 느끼는 세포에는 네 종류가 있는데, 그 중 하나는 빛의 강도, 즉 빛의 강약을 느끼는 세포다. 그리고 나머지는 색을 느끼는 세포로, RGB(빨강·파랑·초록) 3종류가 있다. 따라서 모두 합치면 네 종류가 된다. 이런 내용은 생물시간에 이미 배워서 알고 있을 거야.

　이 넷 중에 가장 수가 많은 것이 빛의 강약을 느끼는 세포다. 더구나 이 세포는 감도가 가장 높다. 빛의 실체는 알갱이다. 이 알갱이를 광자(포톤)라고 하는데, 광자가 2~3개 닿기만 해도 감지할 정도로 감도가 뛰어나다. 나머지는 각각의 색깔을 감지하는 세포로, 그 수가 훨씬 적다.

　그런데 여기부터가 중요하다. 망막에서 뇌로 향하는 시신경은 몇 가닥이나 될 것 같나?

　한 만 해도 무려 100만 가닥이나 된다. 100만 가닥이면 엄청난 수지.

　인간에게는 오감이라는 게 있다. 다섯 가지 감각 말이야. 눈으로 보고, 코로 냄새를 맡고, 귀로 소리를 듣고, 혀로 맛을 느끼고, 그리고 피부로 감각, 즉 아프다거나 뜨겁다 등을 느낀다. 이 다섯 감각 중에 눈의 신경선유 가닥수가 가장 많다. 이는 사람의 오감 중에 눈이 제일

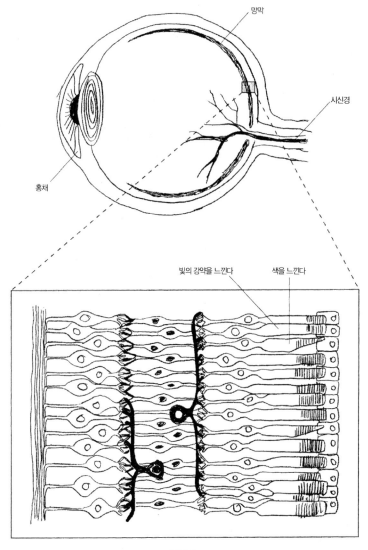

망막

사신경

홍채

빛의 강약을 느낀다   색을 느낀다

망막 확대도

그림40 **눈의 구조와 망막의 확대**

망막에는 빛의 강약을 느끼는 세포와 색(빨강 · 초록 · 파랑)을 느끼는 세포 3종 등 모두 4종류의 세포가 있다.

중요하다는 것을 뜻한다.

하지만 이 100만이라는 수를 다시 한 번 잘 생각해 보기 바란다. 100만 화소짜리 디지털카메라의 화질이 어떻지? 그래, 엉성하지. 요새 '100만 화소 디지털카메라'를 판매하는 가게는 찾아보기도 힘들어. 팔리지가 않거든.

시신경이 무려 100만 가닥이나 된다고 했지만, 디지털카메라로 바꾸어서 생각해 보면 조금 적은 것 같지? 만약 우리 눈이 디지털카메라처럼 작동한다면 황당한 사태가 벌어질 거야. 세상이 전부 꺼칠꺼칠하게 보일 테니까. 역으로 말하면, 뇌에서는 디지털카메라하고는 전혀 다른 방식으로 시각 정보를 처리하고 있을 거라는 것을 짐작할 수 있다.

다시 한 번 말하면 100만이라는 화소는 선명한 사진처럼 찍기에는 너무나 적다. 그럼에도 불구하고 지금 우리가 보는 경치나 사람, 글자는 거칠고 깔쭉깔쭉해 보이지 않잖아. 내 얼굴이 모자이크 처리를 한 것처럼 거칠게 보이나? 내 얼굴이 잘생겼다 못생겼다를 말하는 것이 아니라, 적어도 화소가 거칠지 않고 매끄럽게 보이냐는 말이다. 매끄럽게 보인다는 것은 뭔가 그것을 보완하는 회로나 기능이 틀림없이 뇌에 갖추어져 있을 거라는 말이 되겠지.

이것은 해상도뿐만 아니라 시간에도 해당되는 이야기다. 자, 다음 사례를 보자그림41.

지난 시간에 과학적 성과는 논문의 형태로 전문 잡지에 발표된다고 말했지. 〈네이처〉라는 잡지는 주간지로, 매주 금요일에 나온다. 이것이 바로 오늘 출간된 논문이다.

잠깐 스크린을 보자. 정사각형이 나타났다가 그것이 세로로 긴 막대 모양으로 변하지. 자, 잘 봐야 해. 순식간에 팍, 하고 변할 때의 움직임이 보이나? 위에서 쭉 내리뻗는 것처럼 보이지?

하지만 실제로는 단순히 정사각형과 직사각형 두 가지 도형을 순식간에 바꾸어서 보여준 것일 뿐이다. 하지만 우리 눈에는 정사각형이 조금씩 늘어나서 직사각형으로 변하는 것처럼 보이지. 그래, 움직임이 보이는 거야. 이것도 착각의 일종이다. 움직임의 착각. 실제로는 움직이지 않지만, 마치 매끄럽게 움직이는 것처럼 보인다. 이런 현상이 왜 일어나는 것 같나?

그것을 밝힌 것이 이 논문이다. 뇌의 활동을 상세하게 조사해 보면, 정사각형에서 직사각형으로 순식간에 바뀔 때나 정사각형에서 직사각형으로 매끄럽게 변할 때나 뇌의 같은 장소가 활동하고 있다는 것을 알 수 있다.

즉 움직임의 착각을 보고 있을 때는 실제로 '움직임'을 느끼는 뇌의 부위가 작동하는 것이다. 뇌가 '움직임'을 느끼면 그것은 '움직임'이 되는 거야. 내가 하는 말을 이해하겠지? 바깥 세계가 어떻든 간에 뇌가 그렇게 활동을 해 버리면 이미 그게 되는 거야. 왜냐하면 세계는 밖

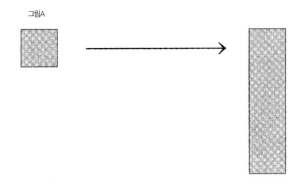

그림A

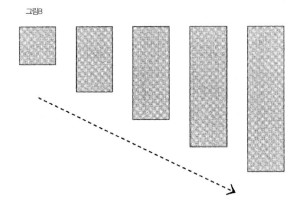

그림B

그림41 정사각형에서 직사각형으로

그림A처럼 정사각형 도형이 직사각형으로 싹 변하면 뇌는 그림B처럼 정사각형이 매끄럽게 늘어나서 직사각형으로 변화하는 것처럼 느낀다.

에 있는 것이 아니라 어디까지나 뇌 속에서 만들어지는 거니까.

처음 정사각형이 있다가 곧 장방형으로 순간적으로 바뀌면, 뇌는 "어? 이상한데?" 하고 생각하게 된다. 왜냐하면 현실 세계에서는 물체의 모양이 이렇게 갑자기 바뀌는 일이 있을 수 없으니까. 뇌는 그런 상황에 직면하면 "이건 틀림없이 정방형이 장방형으로 죽 늘어난 것이 틀림없어" 하고 제멋대로 해석하게 된다. 그 결과 정사각형이 '늘어났다' 는 상황이 만들어지는 것이다.

이런 현상을 잘 이용한 것이 애니메이션이나 '파라파라망가'(책의 각 페이지의 가장자리 같은 위치에 조금씩 달라지는 그림을 각각 그려 놓고, 페이지를 빠르게 넘겨서 동영상처럼 보이게 하는 만화 - 옮긴이)다. 사실 이들은 모두 다르고 연속성이 없는 그림들이다. 그리고 조금씩 어긋나게 그려져 있다. 실제로는 그 그림들을 한 장 한 장 보여 주는 것이지만, 인간의 뇌는 그 중간 시간을 보완하기 때문에 마치 매끄럽게 움직이는 것처럼 보이는 것이다.

여기서 주목되는 것이 뇌의 시간이다. 즉 시각(視覺)은 어느 정도의 '시간분해능력'을 가지고 있는가 하는 점이다. 이것을 손쉽게 알아볼 수 있는 방법이 있다. 뇌가 '동시'라고 느끼는 순간을 조사하면 된다. 그러면 뇌 안에서 시간이 어떻게 흐르는지를 알 수 있다.

이것은 내가 만든 프로그램인데, 이름하여 '어느 쪽이 빠른가 테스트'이다. 이 스크린을 보면, 좌우에 두 개의 검은 창이 나란히 있는데, 그 가운데 어느 쪽 불이 먼저 켜지는지를 판단하는 테스트다. 잘 보고 있어. 아, 불이 들어왔다. 방금 어느 쪽이 더 빨랐지?

왼쪽.

왼쪽, 그렇지. 다시 한 번 해 보자. 어느 쪽이 빨랐지?

동시에요.

음. 이런 식으로 조사하는 거야. 좌우에 불이 켜지는 시간을 약간 차이 나게 해 놓되, 어느 정도 차이에서 판단이 어려워지는지를 조사한다. 지금 여러분이 보고 있는 게임에서는 컴퓨터 모니터의 출력 속도에 한계가 있기 때문에 정확한 측정이 어렵다. 어쨌든 이런 식으로 측정할 경우, 사람 눈의 시간해상도는 어느 정도까지 가능할 것 같나?

30분의 1초요.

나도 정확하게는 모르지만, 시험해 보면 대체로 그 정도일 거야. 잘 하면 100분의 1초 정도까지 갈 수 있어. 그런데 왜 30분의 1초라고 생각하지?

비디오 한 프레임이 30분의 1초 단위로 움직이니까요…….

과연. 그래, 아마 비디오는 인간의 이러한 식별능력의 한계를 근거로 만들어졌을 거야. 좀 더 엄밀하게 말하면 '비디오 레이트(video rate)'를 봐야 하는데, '비디오 레이트'라는 말을 알고 있나? 방금 30분의 1초라고 말했지만, 30분의 1초는 아주 특수한 사례다. 디즈니랜드 만화영화처럼 아주 매끄럽게 움직이는 화면은 한 프레임이 30분의 1초로 움직이지만, 일반 비디오나 텔레비전은 24분의 1초야. 1초 동안 24개 프레임이 움직이지. 이것을 비디오 레이트라고 한다.

그래도 충분히 매끄럽게 움직이잖아. 24분의 1초라면 한 프레임 당 약 40밀리초 정도다. 이렇게 뇌의 시간해상도에는 10밀리초 단위 정도가 의미를 갖는다. 이것은 비디오 레이트뿐만 아니라 아마 일상생활의 곳곳에서 확인할 수 있을 것이다.

한 가지 좋은 사례가 있다. 육상의 100미터 달리기. 현재 세계기록은 몇 초지?

9초 9는 될 걸요…….

9초 78이다. 2년 전 팀 몽고메리라는 선수의 기록이다. 그 이전 기록은 알고 있나?

9초 79.

그래. 누구 기록이었지? 모리스 그린. 사실은 그 전에 벤 존슨이라는 사람도 그 기록을 냈다. 이런 기록을 봐도 알 수 있을 거야. 왜 소수점 아래 두 자릿수까지밖에 표시할 수 없을까? 소수점 아래 한 자릿수도 좋고 세 자릿수, 즉 1,000분의 1초 정도까지 측정해도 좋을 텐데? 왜 꼭 100분의 1초일까?

그 이하는 측정할 수 없으니까요.

그렇지. 인간의 뇌는 그 이하의 차이는 '동시'라고 느끼는 것이다. 물론 정교한 시계를 사용하면 1,000분의 1초 단위 정도는 쉽게 측정할 수 있지만, 인간에게는 100분의 1보다 작은 차이는 의미를 갖지 못한다. 뇌에게는 10밀리초면 이미 동시라는 뜻이다. '양자'라는 말을 알고 있나? 퀀텀(quantum), 즉 '양자'라는 것은 정수나 자연수처럼 1, 2, 3, 4 식으로 점점이 띄어져 있는 값을 취하는 것을 말한다. '영점 얼마'라는 소수는 없잖아? 요컨대 더 이상 분할할 수 없는 최소단위가 있는 것을 '양자'라고 한다.

인간의 뇌에서 시간은 결코 연속적인 물리량이 아니라 수십 밀리초 간격의 프레임, 즉 양자로 되어 있다. 그것이 무의식의 작용, 즉 뇌의 기능에 의해 매끄럽게 연결되어 보일 뿐이다. 아까 움직임의 착각이 바로 그런 것이다.

9 '지금'은 늘 과거

시간 이야기를 했으니, 내친김에 이런 이야기도 재미있을 것 같군. 눈으로 들어온 정보는 시각령에서 해석되지? 이때 뇌는 형태를 분석하고, 색을 분석하고, 움직임을 분석하는 것 등을 독립적으로 병행 처리한다고 했었지. 그런데 실은 동시에 처리하는 것은 아니다. 이 세 가지특징, 즉 형태, 움직임, 색이라는 정보를 해석하는 데는 시간차가 존재한다. 이 세 가지 중에서 제일 빨리 처리되는 것은 무엇일 것 같나?

가령 여기 사과가 굴러가고 있다고 하자. 제일 먼저 감지되는 것은색이다. 색 처리는 아주 빨라서, '빨강'은 금세 감지된다. 그 다음 '아, 사과구나' 하고 감지한다. 형태다. 그리고 마지막으로 감지되는 것이'굴러가고 있다'는 동작 정보다. '색'을 감지하고 '굴러가고 있다'를 감지할 때까지의 시간은 빨라야 70밀리초 정도다.

이것을 '빨간 사과가 굴러가고 있다'고 한 마디로 묘사해 버린다면, 이것은 사실 거짓말이다. 왜냐하면 이것은 결코 동시 현상일 수가 없기 때문이다. '굴러가고 있는' 순간 직전에 감지한 '사과'라는 형태와그 직전에 감지한 '빨강'이 지금의 의식 속에서 하나로 모아져서 '빨간사과가 굴러가고 있다'는 식으로 착각되고 있을 뿐이다. 인간은 그 모든 것을 동시에 파악할 수가 없다.

눈앞의 사태(사물)를 파악하는 데는 아무래도 시간차가 있다. 그러므로 '굴러가는 빨간 사과'를 정확하게 묘사하고자 한다면 '지금 눈앞에 구르고 있는 물체가 있는데, 조금 전에 사과였고, 또 그 직전에는빨간색을 띠고 있었다. 하지만 지금은 어떤지 알 수 없다!'가 되겠지.

조금 더 말해 보자면, 글자를 읽거나 상대가 말한 언어를 이해하거나 하는 보다 고도의 기능은 좀 더 시간이 걸린다. 글자나 언어라는 정보가 눈 혹은 귀로 들어와서 제대로 처리되기까지는 적어도 0.1초, 보통은 0.5초 정도 걸린다고 한다.

지금 이렇게 세상이 너희 앞에 존재하고 있지. 내가 바로 '지금'을 살고 있다고 믿지? 하지만 그것은 허구이고, '지금'이라고 느끼는 이 순간은 0.5초 전의 세계인 것이다. 즉 인간은 늘 과거에 살고 있는 셈이다. 인생이란 뒤를 돌아보면서 사는 거야(웃음).

그렇다면 본다는 것은 과연 무엇일까? 사람은 정말 현실을 보고 있는 것일까?

사람은 이렇게 두 눈을 달고 살지만, 만약에 우리 눈이 벌레의 눈과 같다면 어떨까? 벌레는 복안을 가지고 있다. 잠자리의 커다란 눈 안에는 아주 작은 많은 눈들이 들어 있다. 그런 눈이라면 어떻게 보일까? 어떻게 느낄까?

어안렌즈라고 들어 봤지? 물고기 눈에는 세상이 어떻게 보일까, 생각해 본 적 있나? '어안렌즈'라는 말은 어디까지나 사람이 붙인 이름이고, 정말 물고기가 어안렌즈에 비치는 영상으로 세상을 보고 있는지 어떤지는 아무도 몰라. 즉 어떤 동물에게 세계란 그 동물만의 고유한 것이며, 그 동물의 눈이나 몸이나 뇌에 의해 만들어진 '세계'가 그 동물에게 세계 자체인 것이다. 그렇게 생각하면 더 많은 것을 이해할 수 있게 된다.

맨 처음에 잠깐 이야기를 꺼냈었지만, 눈은 사물을 보기 위해서 있는 것일까? ……대부분의 사람은 그렇게 믿어 의심치 않는다. 하지만 정말 그럴까? 아마 아닐 것이다. 사람들은 먼저 세계가 있고, 그것을 보기 위하여 눈을 발달시켰다는 식으로 생각하지만 사실은 완전히 반대다. 생물에게 눈이라는 장기가 생기고, 진화과정에서 인간의 눈이 완성되고, 그 눈으로 우주공간으로 핑핑 날아다니는 광자를 받아들이고, 그 정보를 인식해서 해석할 수 있게 되어서야 비로소 세계가 생겨난 것이 아닐까?

즉, 내 말은 순서가 거꾸로라는 것이다. 세계가 있어서 그것을 보려고 눈을 발달시킨 것이 아니라, 눈이 생기고 난 뒤에야 세계가 비로소 세계로서 의미를 띠게 되었다.

만약 여러분이 물고기 눈을 가지고 있었다면 아마 세계를 전혀 다르게 해석하고 있을 것이다. 뉴턴은 인간의 눈을 사용해서 '세계'를 관찰하고 '뉴턴의 3대 법칙'을 만들었다. 개구리는 주로 움직이는 것밖에 보지 못한다고 한다. 그렇다면 개구리에게 '뉴턴의 법칙' 따위는 성립하지 않는다, 개구리의 눈에는 '질량보존의 법칙' 같은 것은 오류이고 아무 의미도 없다, 뭐 그런 이야기다.

지금 하신 말씀은 통 모르겠네요. 먼저 눈이 생기고, 눈이 생긴 다음에 그것에 비치는…… 눈이라는 장기가 생기고 나서 거기에 대응하여 환경도…… 하지만 세상은 원래 있는 거잖아요.

물론 물질세계로서 세상은 인간이 존재하기 전부터 있었겠지만, 바로 우리가 이렇게 보고 있는 세계는 인간이 제멋대로 그렇게 보고 있을 뿐이라는 것이지. 가령 우리 눈두덩에 다른 동물의 눈을 이식했다면 전혀 다른 세계가 눈앞에 펼쳐질 테고, 그렇다면 그것은 이미 다른 세계라는 거야.

질적으로는 동일한 세계이지만 보는 시각에 따라 보이는 모습이 다르다는 말씀인가요?

보이는 모양이 다르면 뇌에는 다른 물질인 것이다. 인간의 마음이나 의식은 전부 뇌가 해석하는 거니까 이제 질적으로 동일하다고도 말할 수 없게 된다. 잘 생각해 보면 이해할 수 있을 거야.

예를 들어서 빛의 삼원색이라는 것이 있다. 빨강, 파랑, 초록의 세 가지 빛만 있으면 세상 모든 색을 다 만들 수 있다는 거 말이야. 텔레비전 브라운관을 돋보기로 확대해 보면 '빨강, 파랑, 초록'의 화소가 빽빽하게 차 있는 것이 보인다. 참고로 인간이 식별할 수 있는 색의 수는 700만 가지라고 한다. 대단하지?

생각해 보면 700만 가지나 되는 색이 단 세 가지 빛의 파장으로 환원된다는 말이니까, 빛의 삼원색은 매우 흥미로운 것이지. 인간은 이 삼색의 원리를 아주 오랜 옛날부터 잘 알고 있었다. 그리고 후세에 '생물학'이 발달하여 눈이라는 장기에 과학의 메스를 대자 놀랍게도 빨강, 파랑, 초록의 삼색에 대응하는 색 세포가 망막에서 발견되어서 사람들을 깜짝 놀라게 했지. "아하, 생물도 삼색의 원리를 잘 알고 있어, 망막을 거기에 맞게 발달시켰구나, 인간의 눈은 역시 잘 만들어졌구나" 하고 말이다.

하지만 그게 그렇게 놀랄 일일까? 왜냐하면 사실 그것은 당연한 일이거든. 빛은 본래 삼원색으로 나눌 수 있는 성질의 것이 아니야. 망막에 마침 삼색에 대응하는 세포가 있었기 때문에 인간에게 삼원색이 빨강, 초록, 파랑이 된 것일 뿐이다. 만약 망막에 자외선에 반응하는 색 세포가 더 있었다면 빛은 삼원색이 아니겠지.

즉, 인간은 전자파 560나노미터, 530나노미터, 450나노미터 파장을 가진 빨강, 파랑, 초록이라는 삼색밖에 보지 못하기 때문에 세계가 이런 식으로밖에 보이지 않는다는 것이다. 예를 들어서 만약에 좀 더 긴 파장의 라디오파 같은 것이 눈에 보인다면 굉장한 현상이 일어날 거야. 라디오파는 아주 쉽게 굴절된다. 곧게 날아가지 않으니까 사물이 일그러져 보이고 건물 뒤에 있는 사람도 볼 수 있게 된다. 그러면 이미 단순선형적인 물리법칙은 성립하지 않는다.

하지만 실제로 인간의 눈은 세상에 존재하는 전자파 가운데 아주 제한된 파장밖에 감지하지 못한다. 그래서 제한된 정보밖에 얻지 못하는 것일 뿐인데도 '보이는 세계가 전부'라고 믿는다면 오히려 그것이 더 이상한 것이겠지.

그런 의미에서, 나는 뇌가 세계를 보고 있다기보다는 뇌가(인간에게 고유한) 세계를 만들어내고 있다고 하는 편이 옳다고 생각한다.

만약에 다른 사람의 눈을 나한테 이식한다면, 예를 들어 빨강이 빨강이 아니게 될까, 하고 예전에 생각해 본 적이 있는데요. 그 사람은 '빨강'이라고 말하지만, 그 사람이 보는 '빨강'과 내가 보고 있는 '빨강'이 같은 것일까요?

같다는 보장은 없지. 그 경우는 눈을 이식하는 것이 아니라 뇌를 이식한다고 하는 것이 맞겠지. 왜냐하면 눈은 실제로 다르게 볼 수 있어. 남자 100명 가운데 두세 명은 '빨강'을 보지 못한다는 사실을 알고 있나? 그런 의미에서 눈을 이식하면 아마 다르게 보일 거라고 본다.

하지만 뇌를 이식한다면 어떻게 될까? 우리는 어릴 때부터 '이것은 파랑이다'라고 배웠기 때문에 '파랑'으로 알지만, 다른 사람에게도 이것이 이른바 '내가 아는 파랑' 과 같은 '파랑' 이냐 하는 것은 좀 미묘한 문제다. 다른 사람에게는 '빨강' 으로 보일지도 모르지만, 그는 어릴 때부터 '이것은 파랑이다' 라고 배워 왔기 때문에 '파랑' 이라고 말하고 있을 뿐인지도 모른다.

　오히려 타인과 같다고 생각하지 않는 편이 맞을지도 모른다. 그래서 사람마다 '좋아하는 색' 이 다 다르겠지. 어떤 사람은 '빨강' 이 좋고, 어떤 사람은 '초록' 이 좋다고 한다. 그러한 다양성이 생기는 것도 다 뇌가 다르기 때문에, 나아가 다른 사람과 통하지 않기 때문이라고 생각할 수 있을 것이다.

11 | 시신경은 절반만 교차하고 있다

내가 직접 겪은 일인데, 몇 년 전 레크리에이션 시간에 배구를 한 적이 있다. 옆으로 떨어지는 공을 때리려는데 내 앞에 있던 사람도 그 공을 때리려고 하다가 서로 부딪혔다. 나는 미처 준비도 안 된 상태로 체육관 바닥에 머리를 부딪치며 쓰러졌다. 뒤통수를 심하게 찧었지.

기절까지 하지는 않았지만 뒤통수 왼쪽을 찧어서 눈앞에 별이 날아 다닐 정도로 충격을 받았다. 그런데 그때는 별 이상이 없더군.

하지만 다음날 아침에 일어나니까 오른쪽 눈이 보이질 않는 거야. 상상을 해봐. 만약 자기한테 그런 일이 일어난다면 이거 큰일 났네, 하고 가슴이 철렁하겠지? 어쩌면 두개골 속에 출혈이 있을지도 모른다는 생각도 들고. 게다가 왼쪽 뒤통수를 찧었는데 오른쪽 눈이 보이지 않는 거야. 이거 뭔가 심각한 상황이로구나, 하고 허겁지겁 병원으로 달려갔지.

접수처 담당자가 이건 응급이니 당장 진찰을 받지 않으면 큰일 난다고 손을 써 줘서 가장 먼저 종합병원 안과 의사한테 진찰을 받게 되었다. 그런데 담당의사는 "이건 배구하다 넘어진 것하고는 아무 관계도 없습니다" 라고 하는 거야. 무슨 소리지?

냉정하게 생각해 보면 그 말이 맞다. 전혀 관계가 없어. 왜 그런지 아는 사람?

사람의 눈은 두 개지. 대뇌도 크게 좌우 둘로 나누어져 있다. 우반구와 좌반구. 사람의 좌반신은 우뇌로, 우반신은 좌뇌로 제어하고 있다는 것은 앞에서 이야기했지.

대체적으로는 그렇지만 몇 가지 예외가 있다. 예를 들면 코는 왼쪽이 그대로 좌뇌로, 오른쪽은 우뇌로 연결되어 있다. 그런데 눈은 좀

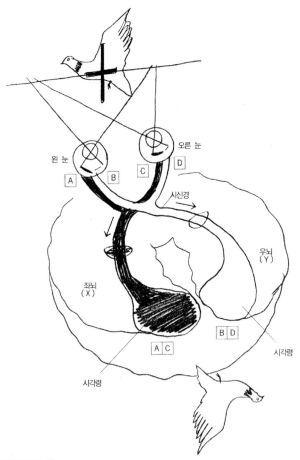

그림42 시신경의 반교차

오른쪽 눈의 망막의 오른쪽 절반에서 나온 시신경은 우뇌로, 왼쪽 절반은 좌뇌로 향한다. 왼쪽 눈의 망막에서 나온 시신경도 마찬가지로 좌우 뇌로 연결되어 있다. 바꾸어 말하면, 좌우 시신경의 절반은 교차하여 반대쪽 뇌에 도달하고 있다는 데 주목.

특수해서 **그림42**처럼 되어 있다. 이것은 약간 위에서 본 그림이다.

왼쪽 눈 망막 속의 왼 (A)은 그대로 왼쪽 뇌(X)로 연결되어 있지만 같은 망막의 오른쪽 절반(B)은 중심선을 교차해서 반대쪽의 우뇌(Y)로 연결된다. 그리고 오른쪽 망막에서는 그 오른 (D)은 교차하지 않고 그대로 우뇌(Y)로, 나머지 오른눈의 망막 절반(B)은 교차해서 좌뇌(X)로 연결된다. 즉 눈의 신경(시신경) 가운데 절반만이 교차되어 있다. 이것을 '반교차'라고 한다.

무슨 말인가 하면, 우리가 사물을 볼 때 오른쪽 눈이나 왼쪽 눈이나 왼쪽 시계는 뇌의 우반구가, 오른쪽 시계는 좌반구가 커버한다는 말이다.

그럼 앞에서 소개한 나의 실화로 돌아가 보면, 나는 왼쪽 뒤통수를 찧어 오른눈이 보이지 않게 되었다. 그러나 뇌가 망가졌다고 해서 그런 현상이 일어날 수는 없는 것이다. 의사를 만나자마자 그렇게 부정당하니까 그때는 아주 분하더군. 내 딴에는 그렇게 쩔쩔매면서 고민했는데 말이야(웃음).

내 경우는 시신경이 교차하기 이전 부분, 즉 눈 자체가 나빠져서 보이지 않았던 것이다. 따라서 오른쪽 눈만 보이지 않았던 거지. 참고로, 약을 복용하니까 며칠 안에 금방 나아서 지금은 잘 보인다.

그런데 인간의 눈은 반교차하지만, 동물에 따라서는 눈의 신경이 전부 좌우 교차해서 완전히 오른쪽 눈이 좌뇌에, 왼쪽 눈이 우뇌에 제어되는 종도 있다. 아마 입체시와 관계가 있을 텐데, 예를 들어 물고기나 파충류는 완전 교차다. 눈이 몸통의 정반대쪽에 붙어 있기 때문에 애초에 두 눈으로 입체시를 할 필요가 없는 거겠지. 그리고 개구리처럼 올챙이 때는 완전교차였다가 성장하면 반교차가 되는 묘한 동물도 있다.

12 | 눈이 안 보여도 '보인다'

그럼 이제는 눈이 아니라 뇌에 대해 이야기해 보자. 뇌에 문제가 생긴 환자의 이야기를 하겠다. 시각 정보가 뇌로 들어가는 문을 '제1차 시각령'이라고 한다. 첫 번째 시각령이라는 뜻이지. 그 한쪽이 망가진 사람의 사례다.

가령 우뇌의 시각령이 망가졌다면 그 사람의 눈에는 외계가 어떻게 보일까?

왼쪽이 안 보이겠죠.

그렇지. 뇌 시각령의 오른 이 망가져 버리면 시야의 왼쪽 절반이 보이지 않게 된다. 오른쪽은 정상으로 보이고. 실제로 그런 환자가 있다.

그 사람을 상대로 "정면을 바라보세요" 하고 부탁하면 이 환자는 오른쪽은 잘 보일 것이다. 이때 오른쪽에 붉은 등을 환하게 켜고, "어디에 등이 켜졌나요?" 하고 물으면, 이 환자는 "저깁니다" 하고 손으로 가리킬 수 있다.

반대로, 왼쪽에 등을 켜면 그는 어디에 등이 켜졌는지는 물론이고, 등이 켜졌다는 사실조차 인식하지 못한다. "지금 어디에 등이 켜졌나요?" 하고 물으면 "모르겠습니다"라거나 "안 켜졌어요"라고 대답한다. 하지만 굳이 "그냥 어림짐작이라도 좋으니, 어디에서 불이 켜졌는지 손으로 가리켜 보세요. 대강 짐작이라도 좋습니다"라고 요구하자, 놀랍게도 불이 켜진 방향을 제대로 가리킬 수 있었다.

이 경우 눈이 보이지 않는데도 마치 다 보이는 것처럼 행동하는데, 이런 현상을 '맹시(Blind Sight)'라고 한다. 그리고 더욱 흥미로운 반응을 보여 주는 환자들도 있다.

환자에게 중심점을 보고 있으라고 요구한다. 그리고 먼저 이 그림을 보여 준다. 맨해튼의 고층빌딩이다그림43-A. 다음에 같은 빌딩인데 왼쪽 절반이 무너진 그림을 보여준다그림43-B. 환자에게는 계속 빌딩의 중심점을 보고 있으라고 요구한다. 환자는 오른쪽 시야밖에 보지 못하므로 두 빌딩이 똑같게 보인다.

"어느 건물에 살고 습니까?" 하고 묻자 환자는 "어디 사나 똑같죠" 라고 대답했다. 이때 "그렇게 말하지 말고 어느 한쪽을 선택해 보세요" 하자 "이쪽에 살고 싶지는 않군" 이라며 무너진 건물을 가리켰다. 보이지도 않는데!

글자도 못 쓰나요?

못 쓴다. 쓰지도 못하고 읽지도 못한다. 하지만 초능력이라도 있는 것처럼 정답을 고를 수 있다. 즉 이 환자는 무의식적으로 뭔가를 느끼고 있는 것이다. 현재 이것이 무엇인지에 대해서는 어느 정도 밝혀졌다. 사실 시각 정보 처리는 제1차 시각령만 담당하는 것이 아닌 것 같다.

시신경은 시상에서 선을 갈아타게 되는데, 여기에서 여러 갈래로 갈라져서 뇌 한복판에 있는 '상구' 라는 곳에도 전해진다그림44. 아마도 이곳을 사용해서 보는 듯하다.

상구에서 보는 것은 의식상으로는 결코 드러나지 않는다. 상구의 기능은 글자를 읽을 수 있을 만큼 발달하지 않았다. 아마 대단히 원시적일 것이다. 어쩌면 포유류가 되기 전, 더 하등하고 대뇌피질이 거의 없던 시절에는 상구를 통해 사물을 보았을지도 모른다. 그래서 이곳은 단순히 장애물을 피한다거나 어디서 빛이 반짝였는지 판단하는 정도의(수준은 낮지만 중요한) 처리능력을 가지고 있는 것이다. 예를 들어 아까 그 환자는 감정으로 건물을 판단했다. 어느 건물에 살고 싶으냐고 물었을 때 취향에 따라 판단을 내

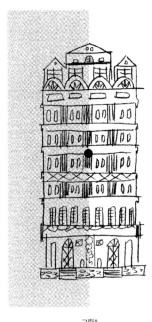
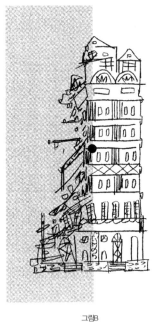

그림A   그림B

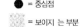

● = 중심점

▦ = 보이지 는 부분

그림43 맹시(Blind Sight) 실험

시계의 왼쪽 절반이 보이지 않게 된 환자에게 순서대로 그림A, 그림B를 보여 준다. 환자에게 건물의 중심점을
바라보게 하므로, 두 그림의 파괴되지 않은 오른쪽 절반만 보일 텐데도 불구하고……

렸지. 아마도 이것이 하나의 힌트가 될 것 같다.

참고로, 상구는 처리 방식이 원시적이고 단순한 만큼 판단이 빠르
고 정확하다.

예를 들면 야구에서 투수가 던진 공이 타자한테 도달하는 시간은 대
강 0.5초 정도다. 한편 사물이나 문자를 보고 판단하는 데에도 0.5초 정
도가 걸린다고 설명했지? 즉 투수가 던진 물체가 '하얀 야구공이고, 시
속 약 150킬로미터로 이쪽으로 날아오고 있다' 고 판단할 때는 이미 때

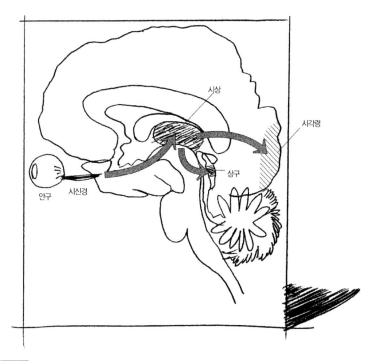

그림44 상구
시신경은 시상에서 갈라져서 뇌 한가운데 있는 상구로도 연결되어 있다.

가 늦은 것이다. 일일이 그렇게 하다가는 삼진아웃을 당할 수밖에 없지.

실제로 프로선수들에게 야구의 투구나 테니스의 서브 같은 강속구를 어떻게 받아치느냐고 물으면 "아무 생각도 안 해요. 무의식이죠" 라고 대답한다. 이것은 상구에서 보고 판단한다는 증거다. 상구가 없다면 야구나 테니스 같은 스포츠도 있을 수가 없는 것이다.

전에 착각 이야기를 할 때, 길이가 다르게 보이는 막대를 직접 잡아보라고 하면 손가락을 동일하게 벌린다는 이야기도 했는데, 이렇게 무의식에 따른 판단에도 상구가 관련되어 있는 것 같다.

 그런데 이런 맹시 현상은 손쉽게 체험해 볼 수도 있다. 강의 전에 나눠 준 종이, 모두들 가지고 있지? 이건 맹점 실험을 위한 자료다그림45.

 아까 강의가 시작되기 전에 잠깐 설명했지만, 맹점 찾는 요령은 다들 알고 있겠지? 두 손으로 눈앞 정면에 그림45를 놓고 오른쪽 눈을 감는다. 왼쪽 눈으로 검은 영역 속의 하얗고 둥근 점을 가만히 바라본다. 책을 든 손을 그대로 앞뒤로 움직여서(즉 책을 얼굴에 가까이 당기거나 밀거나 해서) 왼쪽의 검고 둥근 점이 사라지는 위치를 찾는 것이다. 사라진 그 지점이 바로 맹점이다. 대체로 얼굴에서 10~15cm쯤 떨어진 곳에서 사라질 것이다. 아까 모두들 해봤지?

 사람한테는 맹점이라는 것이 있다. 시야에 들어오지 않는 자리가 반드시 있다는 것이다. 그런 것이 존재하는 이유는 충분히 밝혀져 있다. 외부 세계가 렌즈를 통해서 비쳐지는 곳이 망막인데, 이 망막에는 구멍이 있다그림16. 이 구멍은 시신경이 모여서 다발을 이루며 나가는 자리다. 눈 구조상 이 부분만은 보이지가 않는다. 맹점은 바로 여기에 해당한다. 그러므로 좌우 눈에 한 개씩 맹점이 있는데, 정면을 기준으로 좌우 양쪽으로 10도쯤 되는 방향으로 일부가 보이지 않는다. 아까 실험을 해보니 실제로 검은 점이 사라졌지?

 하지만 이것뿐이라면 흥미로울 것도 없지. 자, 이제 그림을 위아래가 거꾸로 되도록 해서 왼쪽에 검은 직사각형이 오게 한다(책을 위아래가 거꾸로 되도록 해서 든다). 이번에는 오른쪽의 검은 점을 가만히 보면서 검은 직사각형 속에 있는 하얀 점을 사라지게 해보자.

 어, 까매졌네.

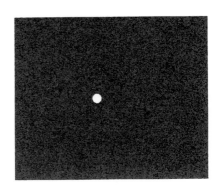

그림45 맹점 실험
책을 눈앞에 쳐들고 오른쪽 눈을 감고 왼쪽 눈으로 검은 배경 속에 있는 하얀 동그라미를 본다. 책을 앞뒤로 움직였을 때, 왼쪽의 검은 동그라미가 사라지는 자리가 맹점.

까매졌다는 사람? ……모두들 마찬가지지? 그래. 사람한테는 평소 보이지 않는 곳이 있게 마련인데, 왜 그걸 깨닫지 못할까?

반대쪽 눈이 보완해 주니까 그런 것 아예요?

그런 점도 있지만 한쪽 눈을 감고 다른 쪽 눈으로만 봐도 사실은 보이지 않는 자리가 있는데 우리가 깨닫지 못하고 있을 뿐이다. 왜 그럴까? 지금 하얀 점이 까매진 것이 힌트다.

스스로 알아서 상상을 하니까…….

그래, 뇌가 제멋대로 상상을 하기 때문이다. 주위가 까마니까 보이지 않는 곳도 틀림없이 까말 것이라고 판단하고, 보이지 않는 부분을 까만색으로 메워 준 것이다. 처음 실험한 방식에서는 주위가 하야니까 흰색으로 메워 준 것이고 사실 이것은 맹점만의 문제는 아니다.

망막 위에는 아주 많은 모세혈관이 지나가고 있다. 그래서 그 부분은 혈관이 방해를 하기 때문에 보이지가 않는다. 혈관이 너무 굵으면 어쩌다가 그림자처럼 눈에 띈다는 사람도 있는 모양이지만 보통은 보이지 않는다. 이렇게 혈관 때문에 보이지 않는 부분을 뇌가 주위의 정보로 메워 주고 있다. 즉 눈에 들어온 정보는 결함투성이어서 뇌가 그 결함을 열심히 보완해 주고 있는 것이다. 이것은 다 무의식의 작용이야.

맹점 말고 또 다른 사례를 들어 볼까? 아까 망막 세포에는 빛의 강도를 느끼는 세포와 빨강, 초록, 파랑의 색을 느끼는 세포가 있다고 이야기했는데, 각 세포의 밀도는 망막 속에서도 일정하지가 않다.

빛의 강도를 느끼는 간체세포의 밀도가 가장 높은 곳은 망막의 중심부 주변이다. 이 주변에 가장 빽빽하게 차 있지. 그렇게 하는 것이 이치에도 맞겠지. 시야의 중심부에서 가장 잘 볼 수 있도록 해야 하니까.

이 중심부에서 옆 세포와의 거리는 대략 30미크론 정도라고 하니까, 역산하면 사람 눈의 공간해상도는 약 0.1mm 정도 되는 셈이다. 눈의 렌즈에 노안이나 근시 등 여러 가지 이상이 있을 수는 있지만, 망막 자체는 1mm의 10분의 1 정도까지 거리차를 분간할 수 있다. 이 중심부에는 그렇게 고밀도로 빛 센서가 모여 있다. 빛의 강도를 느끼는 세포는 망막 주변으로 갈수록 점점 수가 줄어든다.

하지만 색을 느끼는 세포는 그 분포 차이가 더욱 심해서, 주위로 가면 밀도가 떨어지는 정도가 아니라 완전히 제로가 되어 버린다. 즉 사람은 시야 중심부의 아주 좁은 범위를 통해서만 색채를 볼 수 있다. 시야의 다른 부분은 흑백으로 보이는 것이다. 설마 그럴까 의심하는 사람이 있나? 하지만 이건 사실이야.

물론 '나는 시야 구석구석의 색까지 다 잘 보이는데' 라고 생각할 수도 있겠지. 하지만 이 색은 뇌가 보완해 주는 것이다. 실제로 색을 느끼는 센서가 없으니 보일 리가 없잖아. 뇌가 색을 보완해 주는 것일 뿐이야.

이것은 간단한 실험을 통해 쉽게 확인할 수 있다. 실제로 한번 해볼까? 크레용을 준비하고 친구에게 의자에 앉아 있으라고 하자. 친구에게 계속 정면을 바라보라고 하고 시야 한쪽 옆에 빨강이든 파랑이든 좋으니 색이 있는 크레용을 들고 "이게 무슨 색으로 보이니?" 하고 물어보는 거지. 시야 구석에서 들고 있으면 거의 정답을 말할 수가 없을 것이다. 하지만 시야의 가운데로 옮기면 "아, 빨강" 하고 대답할 수 있게 된다.

그런데 흥미롭게도 처음에 시야 정면에 빨간 크레용을 두었다가 서서히 옆으로 옮기면서 구석 쪽으로 가면 계속 빨강으로 보인다. 이것은 뇌가 이미 '빨강이다'라고 인지하고 그 정보를 보완해 주기 때문이다.

크레용인 것은 아는데 무슨 색인지는 모른다는 건가요?

그래. 크레용이라는 것은 알아볼 수 있다. 빛의 강도를 느끼는 세포는 있으니까. 하지만 흑백으로 보이지.

도중에 색이 바뀌어도 계속 '빨강'이라고 생각하나요?

그렇다. 시각 정보는 흑백이지만 뇌는 빨강으로 감지하고 있으니까.

오늘은 눈 이야기를 시작하기 전에, 좀 전에 사람이 눈으로 보는 행위는 의식과 무의식의 중간이라고 말했다. 하지만 앞에서 이야기한 내용을 생각해 보면, 본다는 것은 거의 무의식적인 행위가 아닐까, 하는 생각 안 들어? 착각, 맹점, 시간의 보완, 색 분간…… 눈에 들어온 빛을 어떻게 해석하느냐, 하는 것은 내가 의도적으로 하는 것이 아니라 어디까지나 '뇌'가 하고 있는 것이지. '나'라는 존재는 그 뇌의 해석을 단순히 받아들이고 있을 뿐이며, 뇌가 해석한 것에서 도저히 헤어날 수가 없잖아. 본다는 것은 사실 도저히 거부하지 못할 행위인 것 같다.

지금까지 여러분은 본다는 것을 능동적인 행위라고 생각했겠지만, 사실은 어디까지나 수동적인 행위라는 사실을 알게 되었을 것이다.

그래서 착각 같은 일종의 실수도 생기지만, 뇌의 자발적인 해석 덕분에 단 100만 화소 정도밖에 안 되는 2차원의 망막을 통해서 3차원 세상을 자연스럽게 감지할 수 있는 것이다.

지금까지 여러 가지 이야기를 했는데, 사람의 행위 중에서 의식하면서 하는 것은 의외로 적으며 본다는 행위 역시 무의식이라는 것을 알 수 있었다. 그렇다면 어쩌면 인간의 행위 대부분이 무의식이 아닐까, 하는 의문도 들겠지.

14 | 표현을 선택할 수 있는 것이 바로 의식

그렇다면 애초에 '의식'이란 무엇일까?

곤충을 예로 들어 생각해 볼까? 혹시 개구리 낚시 해본 사람 있나? 없나 보군……. 그럼 반시뱀에 물려 본 사람은? 없겠지. 그런데 반시뱀이 뭔지 아나? 아시아 아열대 지역에 사는 독사다.

반시뱀은 동물, 특히 포유류가 가까이 다가오면 문다고 한다. 아마 상대를 위협하거나 몸을 지키기 위해서 무는 거겠지만, 그 행동의 구조를 조사해 보니 실은 아주 단순했다. 따뜻한 물체를 느끼면, 즉 적외선을 느끼면 그냥 입을 쫙 벌리고 무는 것이다.

다들 모기에 물려 봤겠지. 모기도 그런 식이다. 그냥 따뜻한 것, 온도와…….

이산화탄소에 반응합니다.

맞아, 이산화탄소. 그리고 벼룩은 낙산(酪酸)에도 반응한다고 한다. 그런 것을 감지하면 즉시 다가와서 쏘는 거야.

벌레에 잘 물리는 사람이 있는가 하면 잘 물리지 않는 사람도 있잖아요.

그 사람이 그런 성분을 얼마나 분비하느냐에 따라 달라지겠지. 이를테면 모기가 좋아하는 물질을 많이 분비하느냐 적게 분비하느냐 같은.

아까 개구리 낚시 이야기를 했는데, 개구리는 눈앞에 벌레가 날아다니면 냉큼 삼키려고 한다. 사실은 그것이 먹이든 아니든 눈앞에서 뭔가가 움직이기만 하면 덥석 삼키는 것이다. 그래서 미끼 없이도 낚시를 할 수 있지.

자, 여기서 한 가지 묻겠는데, 이런 반시뱀이나 모기나 개구리의 행동을 의식이라고 볼 수 있을까?

의식이 아니죠.

왜 아닐까?

판단을 못하잖아요, 그게 무엇인지.

그래, 판단을 못하지. 따라서 의식이라기보다 오히려 반사에 가깝다. 단적으로 말해서 자판기 같은 기계랑 다를 게 없지. 동전을 넣고 버튼을 누르면 주스가 툭 튀어나온다. 그 동작에서는 완벽하지만 그 밖의 다른 표현은 할 줄 모르지.

불 속으로 뛰어드는 부나방이 바로 그런 것이다. 불로 뛰어들면 죽는다는 것을 아는지 모르는지는 알 수 없지만, 몸이 그렇게 프로그램되어 있어서 도저히 거역하지 못한다. 우리가 눈으로 사물을 보는 행위도 그런 의미에서는 반사라는 것이다. 아까 이야기한 맹점이라든지 색을 보완하는 구조도 마찬가지다.

결국 우리는 한 가지 중요한 결론에 다다랐다. '의식'의 정의 가운데 가장 먼저 꼽을 수 있는 것은, 지금 누가 말한 것처럼 '판단할 수 있다'는 것이다. 이것을 좀 더 과학으로 이야기하면 '표현을 선택할 수 있다'는 것이다.

내가 걷고자 하면 걸을 수 있고 멈추려고 하면 멈출 수도 있다. 즉 내가 행동을 선택하고 있는 것이다. 호흡을 하자, 혹은 호흡을 멈추자, 이렇게 표현을 선택할 수 있는 것이 바로 '의식'이다.

15 ┃ 퀄리아는 표현을 선택하지 못한다

오늘 강의를 시작할 때 '감정'에 대해 언급했지. 이 '감정'은 어떨까? '의식'일까?

무의식입니다.

어째서?

감정은 바꾸고 싶다고 해서 바꿀 수 있는 게 아니니까요.

그렇군. 누구한테 꼬집혀서 아파하는 사람한테 아프다고 생각하지 말라고 아무리 타일러도 아픈 것은 어쩔 수가 없잖아. 마찬가지로 슬픈 일이 일어났는데 즐거운 생각을 하라고 아무리 타일러도 소용이 없겠지. 또 예쁜 것을 보았을 때 그걸 더러운 것이라고 생각하라고 말해도 그렇게 되지가 않겠지.

여러분도 뭔가에 감동할 때가 있지? 나는 음악을 좋아하는데, 베토벤의 교향곡을 들으면 "오, 대단해" 하고 감탄하곤 한다. 말로 표현하기 힘든 감동을 느끼기도 하지. 그리고 고흐의 아름다운 그림을 봐도 감동을 느낀다. 그런 감정도 '의식'의 정의에 명백히 어긋난다.

보통 사람들은 감정이 폭넓은 의미에서 '의식'에 속한다고 생각할지도 모르지만 그것은 영어로 말하면 'awareness'나 'consciousness'에 가까운 것이고, 굳이 표현하면 '각성감각'쯤 될 거야. 감각적으로는 의식인 것 같다는 느낌이 들지만 그 본성은 제어할 수가 없는 무의식인 셈이지.

모처럼 얘기가 나온 김에 멋진 말을 하나 배워 둘까? '각성감각', 즉 음악을 듣고 아름답다고 느끼거나, 슬퍼지거나 혹은 사과를 먹고 맛있다거나, 새콤달콤하다고 느끼는 생생한 감각을 '퀄리아'라고 한다.

'쿼리아'는 아마 '질(質)'이라는 뜻의 라틴어인 것 같은데, 영어 퀄리티 (quality)의 어원이다.

여기서 말하는 '질'이란 물질이 아니라 사물의 본질에 존재하는 질감을 뜻한다. 실체가 아닌 '질'. 이를테면 아름답다거나 슬프다거나 맛있다거나 맛없다 등을 다 뭉뚱그려서 '쿼리아'라고 부르기로 하자.

아까 하던 이야기를 이어가면, '쿼리아'는 표현을 선택하지 못한다. 사과가 새콤달콤한 것은 애초에 의지가 어떻게 해볼 수가 없는 거야. '뇌'가 그런 식으로 해석해서 '나'에게 그렇게 가르치고 있으니까, 이미 그것은 의지의 소관이 아니다.

16 | 언어는 의식의 전형

'표현을 선택할 수 있다'. 의식의 정의 가운데 맨 처음 꼽아야 할 것이 바로 이것이겠지. 의식의 정의에는 두 가지가 더 있는데, 그게 무엇인지 알겠나?

의식을 드러내는 것 중에 가장 두드러진 것은 아마도 '언어'일 것이다. 언어는 똑같은 것을 전하고자 할 때도 다양한 표현을 선택할 수 있다. 같은 내용을 전달하더라도 교사에게는 공손한 말투로 하고 친구한테는 허물없는 반말투로 할 수 있지. 그런 의미에서 언어는 '의식' 중에서도 매우 등급이 높은 것이라고 볼 수 있다. 따라서 '언어'의 성질을 생각해 보는 것은 의식을 고찰하는 계기가 될 것이다.

지금 내가 칠판에 '까마귀' '도마뱀'이라고 썼다. 왜 갑자기 엉뚱한 단어를 쓸까, 하고 의아해 하는 사람이 있을지도 모르겠군. 하지만 두 단어에 모두 '마'라는 공통된 글자가 있다. 그러니까 귀로 들어오는 정보는 동일하다. 그렇지만 '까마귀'라고 들을 때와 '도마뱀'이라고 들을 때 우리 머릿속에는 전혀 다른 것이 떠오른다. 이건 말하는 쪽이나 듣는 쪽이나 마찬가지다. 그래, 이 '마'의 의미를 결정짓는 것은 그 전후 관계다.

즉 '마'라는 음성을 듣는 순간, 그 앞이 '까'였는지 '도'였는지, 혹은 그 뒤가 '귀'였는지 '뱀'이었는지를 잘 새기지 않으면 이 '마'의 의미는 전혀 알 수 없다.

내 말이 납득이 가나? 따라서 적어도 의식에는 정보를 잠깐 동안 뇌에 담아 두는 '단기기억'이 작동하고 있어야 한다. 의식에 절대적으로 필요하지. 영어로 말하면 '워킹메모리(working memory)'. 이것이 의식의 두 번째 정의다.

그럼 마지막으로, 앞에서 의식은 표현을 선택할 수 있다는 점이 중요하다고 말했지. 선택할 수는 있지만, 그렇다고 그 선택이 근거도 없이 아무렇게나 이루어져도 좋은 걸까? 예를 들어서, 어떤 사람이 예스냐 노냐 대답해야 할 때, 대답을 아무렇게나 해 버렸다면 그것도 의식이라고 봐야 할까? 그런 거라면 컴퓨터 난수표를 사용해도 할 수 있겠지.

표현을 선택할 수는 있지만 늘 무작위로 선택해서는 안 된다.

가령 지금 눈앞에 두 갈래길이 있다고 치자. 그런데 한쪽 길을 택해서 걷다 보니 뱀이 많아서 위험하다는 사실을 알게 되었다. 이 첫 번째 선택은 무작위였을 수도 있다. 하지만 '이쪽에는 뱀이 있고 저쪽에는 없다'는 것을 알고 난 뒤에도, 계속 무작위로 길을 선택한다면 이것은 이미 의식이라고는 할 수 없다. 난수표를 사용하는 것과 똑같아지고 마는 거니까.

따라서 의식은 반드시 어떤 근거를 가지고 선택을 한다. 그리고 그 근거는 반드시 '과거기억' 속에 존재한다. 이것이 마지막 세 번째 정의다.

경험이나 학습 같은 거요?

그래, 맞다.

전문적으로 말하면 '가소성'이라는 용어가 딱 어울리는데, 너무 어려운 말을 쓸 필요는 없겠지. 하지만 얘기가 나온 김에 알아 두자. '가소성'이란 과거의 상태 때문에 뇌의 상태가 변하는 거야. 무슨 일을 하다가 한 번 깜짝 놀라면 다시는 그런 일을 하지 않으려고 한다든지, 그렇게 뇌가 지닌 모종의 상태가 변해 버리는 것을 '가소성'이라고 한다.

즉 뭔가 경험을 하면 나중에 그것을 근거로 선택할 수 있도록 그 경험을 양식으로 삼는다. 뇌는 경험을 가치판단의 기준으로 만드는 것이다. 이것은 자기 조직적인 작용이라고 할 수 있는데, 이런 이야기까지 하자면 너무 어려워질 테니까, 그만 하던 이야기로 돌아가자.

언어는 '의식'의 전형이고, 표현을 선택할 수 있다. 단기기억(워킹메모리)도 있다. 이게 없다면 까마귀와 도마뱀을 알지 못하지. 그리고 가소성이 있다. 그래서 어린이들은 늘 새로운 말을 배워 가잖아. 여러분도 학교 수업에서 새로운 말을 배우면 그걸 써 보려고 의식적으로 노력하지.

선택의 폭이 넓어진다, 학습할 수 있다, 기억할 수 있다. 이 세 가지 특징을 다 가지고 있으므로 언어는 곧 '의식'인 거야.

1 — 표현의 선택

2 — 워킹메모리(단기기억)

3 — 가소성(과거기억)

알겠지? 내가 생각하기에 '의식'은 이 세 가지 정의를 충족시키는 것이다.

한 가지 물어봐도 돼요? 표정은 의식적인 것입니까? 얼굴에 나타나는 표정 말예요.

좋은 질문이다. 표정은 의식일까 아닐까 물었는데, 호흡과 마찬가지로 어떤 부분은 의식이지만 대체적으로는 의식이 아니겠지. 지쳤을 때는 지친 표정을 짓게 되고, 슬플 때는 아무래도 슬픈 표정이 되잖아. 하지만 회사에서 상사 앞에서 늘 생글생글 웃어야 할 때도 있잖아. 그러므로 호흡과 마찬가지로 의식과 무의식의 중간이지.

그런데 얼굴 표정에는 종류가 그리 많지 않다는 것은 알고 있나? 마침 여기 그 자료를 가져왔다그림46.

얼굴 표정은 그다지 종류가 많지 않은데, 금방 생각해 봐도 웃는다든지 화낸다든지 슬퍼한다든지…… 희로애락, 거기에 공포와 혐오. 기본적인 것은 이것이 전부다. 지금 말한 것처럼 얼굴 표정은 물론 선택이 가능하지만, 선택의 폭은 그렇게 넓지 않다.

얼굴 표정은 사람한테만 있다는 것도 흥미로운 사실이지. 실제로 사람의 뇌에는 얼굴 표정을 전문적으로 처리하는 부위가 따로 있다. 또 한 가지 흥미로운 사실은, 표정은 인종을 넘어서 세계 공통이라는 것이다. 세계에는 다양한 인종이 있지만, 미개지에서 외부 사람과 접촉하지 않고 토착 생활을 해 온 사람도, 예를 들어 독일인의 웃는 얼굴을 보면 '이 사람이 웃고 있구나' 하고 느낀다.

이것은 아주 신기한 일이다. 누구한테 배운 것도 아닌데 아기는 이 얼굴 표정을 전부 지을 수 있다. 아마 틀림없이 얼굴 표정의 패턴은 유전자에 새겨져 있는 정보일 거야. 말하자면 인류 공통의 재산 같은 것이지.

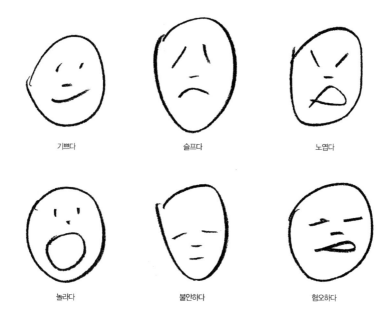

기쁘다 　　　　　 슬프다 　　　　　 노엽다

놀라다 　　　　　 불안하다 　　　　　 혐오하다

그림46 표정의 유형
인종이나 민족의 차이와는 무관하게 얼굴 표정에는 종류가 그다지 많지 않으며, 유형을 나눠 보면 위와 같이
여섯 종류가 있다.

그렇게 정해진 패턴 속에서 약간은 자유롭게 선택도 할 수 있으므
로 얼굴 표정을 짓는 행위의 일부는 '의식' 에 속한다고 할 수도 있을
것이다.

여기서 잠깐 새로운 각도에서 '의식'을 생각해 보자. 연상게임이란 것이 있다. 뭐든 좋으니까 머릿속에 떠오르는 것을 그냥 말하는 것으로 '자유연상'이라고도 하는데, 프로이드(오스트리아. 1856~1936)라는 사람이 치료에 활용하면서 유명해진 게임이다. 예를들어 '밤'이라는 단어가 있지. '밤'이라고 하면 무엇이 떠오르지?

어둡다.

그럼 '어둡다'라고 하면 무엇이 떠오르지? 깊이 생각하지 말고 그냥 떠오르는 대로 말해 봐.

암실.

'암실'이라고 하면 뭐가 떠오르지?

자는 거.

'자다'라고 하면 뭐가 떠오르지?

피곤하다.

'피곤하다'라고 하면?

운동.

'운동'이라고 하면?

즐겁다.

'즐겁다'고 하면?

먹는다.

케이크.

하하하, 좋아. '밤'에서 시작해서 '케이크'까지 왔군(웃음). 이렇게 연상을 해 나가면 아주 재미난 사실을 알 수 있다. 뇌 속에서 언어는 각각 단독으로 존재하는 것이 아니라, 어떤 단어와 어떤 단어는 유사하다. 어떤 단어와 어떤 단어는 의미가 연결되어 있다는 식으로 그룹이나 카테고리로 묶여서 존재한다는 것이다. 이것은 아주 중요한 사실인데, 실제로 미국에서 1,000명을 상대로 이런 연상게임을 실시한 적이 있다그림47.

이 테스트는 '손가락'에서부터 출발했다. 통계 결과에 따르면, "손가락 하면 뭐가 떠오릅니까?" 하고 물었더니, 1,000명 가운데 52%까지는 '손'을 떠올렸다. "손 하면 뭐가 떠오릅니까?" 하고 물었을 때는 '손가락'으로 돌아간 사람이 제일 많았지만, "발"이라고 대답한 사람도 많았다. 그럼 "발이라고 하면 뭐가 떠오릅니까?" 하고 했을 때 제일 많았던 대답은 "구두"였다.

이렇듯 언어는 마치 모듈처럼 뇌 속에서 그룹을 이루고 있는 것이다. 그런 일종의 표준적인 연상 데이터가 여기 나타나 있다. 그러니 이걸 잘 보고 뭔가 중요한 점은 없는지 찾아보기 바란다.

여러분은 영어를 잘 하니까 아무런 의문도 떠오르지 않는지 모르지만, 이것은 어디까지나 미국의 데이터다. 즉 이 실험이 영어로 치러졌다는 점을 유의하기 바란다. 데이터를 보니, 'finger'라는 말을 듣고 'toe'라고 대답했군. 'foot'에서 'leg'를 떠올리고. 일본인이라면 이것은 있을 수 없지. 왜냐하면 일본어에는 거기에 대응하는 단어가 없으니까. 언어로 존재하지 않는 것은 연상하기가 어렵다.

연상게임을 해보면 사람들이 자유롭게 발상을 하고 있는 것 같아도, 참으로 의외의 사실은, 그가 어떤 언어를 사용하느냐에 단단히 묶여 있다는 것이다. 즉, 속박을 받고 있다는 말이지. 그런 사실을 이 데이터를 통해서 알 수 있다.

'언어'라는 것은 대단히 성가셔서, 방금 본 사례는 자유연상이었지

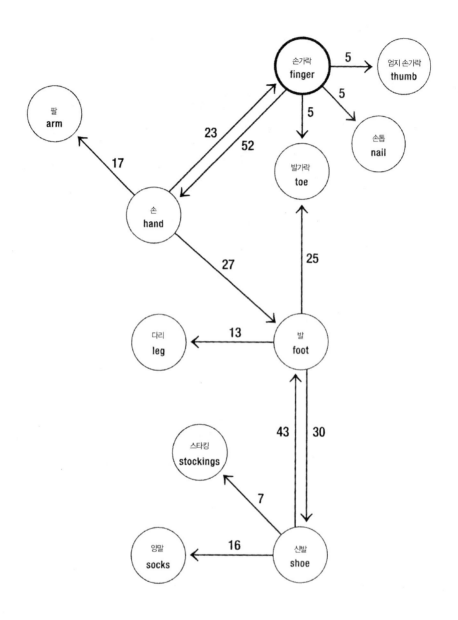

그림47 자유연상의 사례

자유연상 실험데이터를 모식화한 것, 숫자는 남녀 대학생 1,000명을 상대로 단어 연상 실험을 했을 때 얻은 상대적인 빈도(%). 실험은 영어로 실시되었다.

World Association Norms by Palermo, D., and Jenkins, J. J. 1964.

만, 우리가 평소 생각하거나 뭔가를 연상하거나 판단하는 것은 대개 언어에 의존하고 있다. 촘스키(미국, 1928~)라는 언어학자는 "언어를 알면 그 나라나 사회의 구조와 체계를 알 수 있다" 라고까지 말했다. 아마 그 정도로 사람은 언어의 노예라는 뜻이겠지.

이런 예도 있다. 실어증이라고 해서 말을 하지 못하게 되는 환자가 종종 나타난다. 실어증에는 다양한 패턴이 있다. 예를 들면 뇌에는 미묘한 부위에 '베르니케 영역'이라는 장소가 있는데, 두정엽과 측두엽과 후두엽의 한 가운데 있으며, 좌뇌에만 있다. 이 베르니케 영역이 망가져 버리면 '베르니케 실어증'이라고 해서, 언어를 제대로 구사하지 못하는 증상을 보인다.

약 5년쯤 전에 미국의 한 물리학자가 이 베르니케 실어증에 걸리고 말았다. 물리학회상을 수상할 정도로 우수한 물리학자였는데, 갑자기 뇌에 문제가 생겨서 베르니케 영역을 쓸 수 없게 되자 말을 하지 못하게 되었지.

그는 자기가 보고 있는 것이 무엇인지는 아는데, 말을 제대로 하지 못한다. 무리를 해서 말을 쥐어 짜내도 뚝뚝 끊겨 나와서, 전혀 말이 되지 않는 것은 아니지만, 제대로 된 문장을 만들지 못한다. 더구나 하는 말이 뜻을 이루지 못한다. 동사나 조사의 순서도 제멋대로이고, 의미가 맞지 않는 단어가 갑자기 끼어들기도 한다. 그래서 마치 전위적인 상징시 같은 언어를 사용하게 되고 말았다. 또한 그는 일도 거의 할 수 없게 되었다. 추상적인 것을 사고할 수 없게 되었기 때문이다. '1+1' 같은 단순한 덧셈은 겨우 할 수 있었지만 물리학의 난해하고 추상적인 개념을 통 이해할 수 없게 되었고 수식을 세울 수도 없었다.

이런 증례를 보면, 사물을 상상하거나 추상적인 개념을 활용하는 것은 아마도 언어에 의존한 것이 아닐까, 하는 생각을 하게 된다.

이 환자에게는 "뭘 마실래요?" 하고 물어도 대답을 하지 못한다. 이

물음에 대답하려면 추상적인 것을 생각할 줄 알아야 하기 때문이다. 하지만 "물을 마시고 싶습니까?" 라든지 "주스를 마시고 싶습니까?" 라는 식으로 구체적으로 물으면 제대로 대답할 수 있었다. 또는 환자를 냉장고로 데려가서 문을 열어서 보여 주며 "어느 것을 마시고 싶은지 골라 보세요" 라고 하면 역시 고를 수도 있었다. 이것도 구체적인 질문으로 눈앞에 보이는 것 중에서 고르라는 말이니까. 그러나 이런 질문이 아니면 대답할 수 없게 되고 말았다.

추상적인 사고, 즉 '우주의 끝은 어떻게 되어 있을까?' 라든지, '이 음악을 듣고 느낀 감동을 어떻게 표현할까?' 라든지, '나는 어떤 존재일까?' 같은 추상적인 내용이나 형이상학적인 것을 생각할 때 언어가 얼마나 중요한 역할을 하는지 알 수 있겠지.

물론 언어가 없다면 절대 추상적인 일을 할 수 없다는 말은 아니다. 몇 가지 사례를 들어 볼까? 쥐로 실험을 해보면 알 수 있는데, 쥐의 뇌 속에 있는 해마라는 부위에서 자기가 현재 있는 장소에 반응하는 신경이 발견되었다.

즉 '나는 지금 여기 있다' 라고 할 때만 반응하는 신경. 순수하게 장소에 반응한다는 것은 자기 몸이 이쪽을 향하고 있든 저쪽을 향하고 있든 관계가 없다는 말이다. 즉 눈으로 들어오는 정보는 무관하다. 뿐만 아니라 실내의 조명이 꺼져 있어서 손으로 더듬어야 하는 상황이라도 "아, 내가 여기 있었지" 하고 자기 위치를 안다면 그 신경은 제대로 활동하고 있는 것이지. '장소'는 추상적인 것이야. 따라서 장소에 반응하는 신경이 있다는 것은 쥐가 언어는 가지고 있지 않아도 추상적인 사고가 전혀 불가능한 것은 아니라는 사실을 말해 준다.

20 | '미러 뉴런'의 놀라움

추상적인 사고를 추정하게 하는 사례는 이 밖에도 아주 많다. 유명한 것으로 '거울 신경'이라는 뜻의 '미러 뉴런'이라는 게 있다.

이 신경은 아주 우연한 계기로 발견되었다. 원숭이 뇌신경의 반응성을 측정하는 중이었는데, 원숭이를 실험용 의자에 앉히고 움직이지 못하게 묶어 놓았다. 그리고 중간에 연구자가 잠깐 쉬면서 셔벗인지 뭔지를 먹고 있었다. 그런데 연구자가 손가락을 입으로 옮길 때마다 그걸 보고 있던 원숭이의 뇌에서 어떤 신경이 활동을 했던 거야. 그래서 그 신경을 자세히 조사해 보니, 놀랍게도 원숭이 자신이 뭔가를 입으로 옮길 때 반응하는 신경이었다. 즉, 자기건 남이건 관계없이 어떤 '몸짓'에 반응하는 신경이라는 것이지. 그래서 미러(거울) 신경이라는 이름을 붙였다. 이것 역시 추상적인 개념이겠지.

예를 하나 더 들어 보면, 2002년이었던가, 〈사이언스〉잡지에 원숭이 뇌에서 수학에 반응하는 신경이 발견되었다는 보고가 실렸다. '2'라는 숫자에 반응하는 신경이지. 즉 사과가 2개든, 원숭이가 2마리든 뭐든지 상관없다. 아무튼 '2'라는 것이 눈앞에 있을 때 반응하는 신경이 발견되었다는 거야. 숫자도 매우 추상적인 것이지.

이렇게 언어가 없어도 어느 정도는 추상적인 일을 할 수 있다. 하지만 한 번 생각해 보면, '2'에 반응하는 신경이 발견되었다고 해서 '17532'에 반응하는 신경도 있을까? 이건 좀 가망성이 없을 것 같지?

신경세포는 대뇌피질에 140억 개나 있다고 하지만 신경 하나하나마다 숫자를 할당해 간다면 결국은 수를 담당하는 신경으로 뇌 전체가 꽉 차 버리겠지. 따라서 원숭이에게서 '2'에 반응하는 신경이 발견되고 아무리 추상적인 사고가 가능하다고 해도 인간처럼 할 수 있는 것은 아니다. 이 또한 원숭이한테는 언어가 없기 때문이지. 추상적인 사고라 해도 매우 제한된 것일 뿐이다. 원숭이가 '나는 무엇을 위해 태어났을까' 라든지 '본래 나는 어떤 존재일까?' 같은 생각을 하고 있으리라고는 도저히 생각할 수 없잖아. 그런 사고가 가능한 것은 언어가 발달한 인간뿐일 거야, 틀림없이.

자, 내가 지금 '언어가 발달한 인간뿐' 이라고 말했는데, 과연 이렇게 단언해도 좋을까? 다른 동물에게도 언어가 있을까? 그런 동물을 알고 있으면 얘기해볼래?

개.

멍멍 짖고, 재롱 떨 때는 낑낑거리지.

늑대의 울부짖는 소리…….

늑대나 개는 상황에 따라 우는 소리가 달라지지. 그밖에 또 뭐가 있을까?

새도 비슷하다. 새를 연구하는 사람도 꽤 있는데, 새 울음소리에는 시러블(syllable), 즉 울음소리의 특정한 패턴이 있어서 그것을 조합해서 울음소리가 된다고 하더군. 그 패턴에 따라 구애도 하고 적을 위협도 한다는 것이지.

하지만 더 하등한 동물이라도…… 너희도 잘 알 텐데, 이를테면 꿀벌의 '8자 춤'과 같은 것도 있지.

8자를 그리며 날아다니는 거요?

응. 꿀벌은 벌집을 나와서 꽃을 찾아가 꿀을 모은다. 좋은 꿀을 찾으면 벌집으로 돌아와 8자 춤을 추어서 어느 방향 어느 정도 거리에 꿀이 있는지를 동료들에게 가르쳐 준다.

그런데 그 춤이 아주 정교해서, 춤의 방향으로 꿀이 있는 방향을 표시한다고 한다. 거리의 경우, 100미터 정도라면 8자 춤을 추지만 50미터 정도라면 타원형 춤을 추어서 다른 꿀벌들에게 알려 줄 수 있다. 이런 건 어떨까, 언어라고 할 수 있을까? 아까 얘기한 개 짖는 소리를 포함해서 말이야.

정보를 전할 뿐이라면 언어가 아니겠죠…….

음, 우리 이야기가 근사한 주제로 발전하고 있는 것 같군…….

정보 전달과 의사 전달은 조금 다르지 않을까요? 응용을 못한다는 점에서.

응용을 못한다…… 음, 그렇군. 그 점이 중요하겠지. 하지만 그밖에 는?

표현 방법이 제한되어 있다.

그렇지. 이런 것은 '의식'의 정의에 어긋난다. 꿀벌은 먹이가 있는 방향을 기억하고 있으니까 물론 단기기억은 있는 것이지만, 장기적인 기억, 즉 가소성이 없다. 왜냐하면 8자 춤은 누구한테 배운 것이 아니잖아. 태어나면서부터 유전자에 그렇게 적혀 있는 것이지. 그리고 무엇보다 중요한 것은 표현을 선택할 수 없다는 점이다. 꿀벌의 8자 춤은 어떤 방향 어느 거리에 먹이가 있다는 뜻인데, 다른 방법으로는 전하지 못한다.

아까 얘기한 새 울음소리도 그렇고 개 짖는 소리도 그렇다. 오직 하나의 패턴만으로 전달할 수 있을 뿐 다른 선택을 할 수 없어. 그런 것은 언어라기보다는 단순한 '신호', 시그널이지. 언어는 신호를 뛰어넘는, 더 고도한 것이겠지.

텔레비전 같은 데서 본 적이 있을 텐데, 언어를 구사하는 침팬지의 경우 인간하고 가장 가까운 동물이어서 끈기 있게 가르치면 단어 100개 정도는 익힌다. 하지만 조금 어려운 문법은 인간처럼 구사하지도 배우지도 못한다. 인간이라면 네 살짜리 아이라도 3,000개 정도의 단어를 문법에 맞게 구사하거든.

더구나 침팬지가 언어를 구사하는 순간 뇌 활동을 살펴보면 인간이 언어를 구사할 때하고는 패턴이 전혀 다르다. 즉 침팬지는 인간이 언어를 구사하는 방식으로 언어를 구사하지 않는다는 것이다.

또 하나 중요한 점은, 원숭이는 인간이 의도적으로 언어를 가르치지 않으면 절대로 언어를 배우지 못한다는 것이다. 원숭이는 자기들끼리 커뮤니케이션을 할 때는 시그널(신호)을 사용하지만, 좀 더 고도의 언어를 만들어 내거나 하지는 않는다. 즉 인간한테 배우는, 어떤 의미에서는 부자연스럽다고 해야 할 상황이 아니면 언어를 배우지 못한다.

그렇게 생각하면 언어 능력은 인간이 특별히 만들어 낸 독특한 능력이라는 것을 알 수 있다. 즉 인간만이 언어를 구사할 수 있다. 한 발 더 나아가 생각해 보면, 인간은 언어가 있으니까 추상적인 것을 척척 생각할 수 있게 되었다고 할 수도 있겠지. 실은 이것이 다음 강의의 주제 가운데 하나다. '뇌는 왜 추상적인 것을 생각하는 것일까?'

오늘 처음 냈던 숙제로 돌아가 볼까? 앞에서 여러 단어를 보여 주었지. 몇 분 지나서 새로운 단어들을 보여주고 "이 중에 아까 표에 들어 있던 단어는 어느 것입니까?" 하고 묻자 모두들 '달다' 라는 단어를 생각했지? 그것과 지금까지 해 온 이야기의 관련성을 이해하겠나?

여러분은 왜 '달다' 라는 단어를 선택한 것일까? 사실은 처음 단어들 중에 '달다' 라는 단어는 없었지. 하지만 설탕, 초콜릿처럼 '단것' 이 많이 보이니까 거기에 있던 단어들을 '단것' 이라고 범화(일반화)해 버린 것이지.

여러분의 뇌가 어느새 추상적인 사고를 작동시켜서 무의식중에 '달다' 가 답이라고 생각한 것이다. 그것은 언어가 있기 때문이겠지. 그렇다면 왜 인간은 그런 추상적인 사고를 해야만 할까?……'해야만 하는' 것은 아닐 수도 있지. 원숭이는 그렇게 하지 않고도 잘 사니까. 그럼 추상적인 사고를 하는 것의 이점은 무엇일까?

그 이야기하고는 별개로, 오늘은 조금 다른 방향에서 생각을 해볼까?

앞에서 언어는 '의지'의 전형적인 사례라고 했었지. 분명히 언어는 의지가 맞다. 하지만 과연 어디까지 자유로운 의지에 따라 언어를 구사하고 있을까?

언어는 '자유롭게 선택할 수 있다'고 말했었지. 예를 들면 뭔가에 감동할 때 여러분은 "오, 대단해!" "와, 세상에!" 등 다양한 표현을 자유롭게 선택할 수 있다. 하지만 정말 자유롭게 선택할 수 있을까? 뭔가에 감동해서 "굉장해!"라고 감탄하는 것은 의식일까? 여러 가지 가능한 표현을 놓고 이리저리 비교하다가, '좋아, 이번엔 굉장해!'라는 표현을 써보자'라고 생각하고 말하는 것일까? 설마 그렇지는 않겠지. 거의 무의식적으로 "굉장해!"라고 말한다. 다양한 선택지가 있음에도 불구하고 아마 대개는 무의식적으로 말하고 있을 거야.

지금도 내가 이렇게 열심히 말하고 있지만, 우리는 1초에 대체로 두 개에서 다섯 개 문자 정도를 말하고 있다. 이걸 일일이, 다음에는 '아'라고 말하자, 다음에는 '이'라고 말하자, 하고 생각한다면 이렇게 술술 말하고 있을 수가 없겠지. 그렇다면 내가 아까 '언어는 자유의지의 표현이다'라고 말했지만 모든 것이 꼭 의식에 제어되고 있다고 말하기는 조금 힘들겠지. 오히려 '반사'에 가까운 점이 있다.

그렇다면 인간의 가장 고도한 상징기능(의식)을 낳는 원천이라고 생각되는 '언어'도 그 대부분은 의식이 아닐 거라는 생각도 든다. 언어조차 그렇다면 다른 기능은 더 더욱 의식이 아닐 것이다. 즉 반사나 무의식일 거라는 이야기다.

그렇다면 인간의 행동은 어디까지가 의식일까?

슬퍼서 눈물이 나온다, 이건 분명히 무의식이다. 물론 애를 쓰면 눈물을 참을 수 있을지도 모르지만, 기본적으로는 무의식이다. 우리는 목욕을 마치면 옷을 입지. 단추를 채우고. 단추를 채우자고 생각해서 채우기도 하지만, 다른 생각을 하면서 혹은 다른 사람과 대화를 하면서도 단추를 채울 수 있다. 손은 거의 무의식적으로 움직인다.

걸을 때에도 걷는 요령을 일일이 생각하지는 않는다. 오른발을 내디디면서 동시에 왼팔을 내밀고, 이어서……, 하는 식으로 생각하는 사람은 없다. 맨 처음에는 '걷자'라는 의지가 있었을지 모르지만 일단 걷기 시작하면 거의 무의식적이지. 그렇게 생각해 보면 인간의 행동은 어디까지가 의식일까?

연애는 또 어떨까? 예를 들어 누구를 좋아하게 되면 그 마음을 제어할 수 있을까? 여러분 앞에 여학생을 한 명 데려다 놓고 "이 소녀를 좋아해라" 하고 명령을 내려도 안 되는 것은 안 되는 일이지. 누가 좋아지는 것도 어쩔 수 없는 일이고.

세상 사람들은 '연애'라는 것을 사람의 행동 중에서도 특히 숭고한 것으로 떠받들어서, 옛날부터 많은 사람들이 시를 짓고 그림을 그리는 등 연애를 예술의 소재로 삼아왔다. 그 '연애'조차 아마 의식의 소산은 아닌 것 같다.

흔히 여자들은 "나의 어디가 좋아?" "왜 나를 좋아하게 되었어, 자기?"라고 묻지만 대부분의 남자들은 대답이 궁색하지. 왜냐하면 무의식으로 좋아하게 된 거거든. "왠지 그냥……" 하고 대답하는 수밖에(웃음).

이 점을 철저하게 규명하려는 실험이 있었는데, 마지막으로 그 실험을 소개하겠다.

의식을 측정하는 이 실험은 의외로 간단했다. 우선 피험자 한 사람을 의자에 앉히고 버튼을 주면서 "마음 내킬 때 이 버튼을 누르세요"라고 요구한다. 그리고 피험자가 버튼을 누르려고 할 때의 뇌 활동을 관찰하면 되는 것이다.

마음 내킬 때 버튼을 누르는 것이니, 이것은 분명 자유의지일 것이다. 일반적으로 생각하면, '버튼을 누르자'라는 의식이 먼저 나타나고, 그 다음에 손을 움직여서 버튼을 누를 거라고 예상하게 된다. 연구자도 모두들 그렇게 예측했다. 그런데 결과는 달랐다. '마음 내킬 때 버튼을 누른다'는 가장 간단한 행동이 놀랍게도 자유의지가 아니었던 것이다.

뇌파 모니터링을 통해서 뇌 활동을 관찰해 보니 제일 먼저 '운동전령'이라는 운동을 프로그램하는 부분이 움직이기 시작했고, 그리고 놀랍게도 1초쯤 지나서야 '움직이자'라는 의식이 나타났다. 즉 뇌가 먼저 움직이려고 나섰다는 것이다.

'움직이자'라고 생각한 것은 무의식입니까?

그런 셈이지. 왜냐하면 '움직이자'고 생각한 순간에는 이미 뇌가 움직이려는 준비에 들어간 상태니까. 이 실험은 아주 간단하다. '마음 내킬 때 누르시오'라고 요구하면 되니까, 이보다 더 단순한 의식 실험은 없겠지. 그런데 놀랍게도 이런 행동도 무의식으로 이루어졌다는 것이다. 뇌가 '움직이자'라고 준비를 시작한 뒤에야 '움직이자'라는 퀴리아가 생겨났다. 엄밀하게 말하면, '움직이자'가 아니라 '제 딴에는 움직이겠다고 생각하는 퀴리아'라고 해야겠지. 왜냐하면 스스로 의식으로 몸을 제어하고 있다고 믿지만, 실은 그게 아니니까. 결국 자유의지라는 것은 사실 잠재의식의 노예에 지나지 않는다는 것이다.

이런 결과를 보면, 퀄리아는 뇌 활동을 결정짓는 것이 아니라 뇌 활동의 부산물일 따름이라는 것을 알 수 있다. '움직이자'라는 퀄리아가 먼저 생겨나고, 그에 따라 몸을 움직여서 버튼을 누르는 것이 아니라 먼저 무의식으로 신경이 활동하기 시작하고, 그 무의식의 신경 활동이 손 운동을 촉발해서 '버튼을 누른다'는 행동을 낳고, 동시에 뇌에 퀄리아, 즉 '누르자'라는 의식이나 감각을 만드는 것이다.

인간의 가장 원시적인 감정은 '공포'다. '공포'는 아주 옛날부터 동물의 뇌 속에 존재했다. '기쁨'이나 '슬픔'보다 '공포'의 기원이 더 오래되었지. 그 이유는 알 수 없다. 동물은 위험한 것을 피해야 하고 그것은 생사가 달린 중요한 문제겠지. 그러므로 동물은 진화 과정에서 '공포'라는 감정을 제일 먼저 만들어 냈다.

'공포'라는 감정을 낳는 것은 뇌 속의 '편도체'라는 장소다. 그곳이 활동하면 동물은 '무섭다'고 느낀다. 즉 편도체는 '이전에 무서운 체험을 했던 장소에는 가지 않는다' '위험한 행동은 피한다'라는 기억을 뇌에 심는 데 중요하다. 동물은 그 기억에 의지해서 다음부터는 위험한 장소를 회피하게 되기 때문이다.

아주 간단하지? 생물의 행동 프로그램은 대개 이 패턴으로만 이루어져 있다.

24 슬퍼서 눈물이 나는 것은 아니다

　지금부터가 중요한데, 편도체가 활동하면 위험을 회피할 수 있다. 그런데 편도체의 활동에는 '무섭다' 라는 감정이 어디에도 존재하지 않는다. 편도체 자체에는 감정이 없거든. 여기서 퀄리아는 존재하지 않아. 퀄리아는 뇌 속에서 이것과는 다른 경로로 생겨난다. 즉 편도체가 활동해서 그 정보가 대뇌피질로 보내지면, 그제야 비로소 '무섭다' 라는 감정이 생겨나는 것이다.

　이 부분은 조금 까다로우니까 다시 한 번 설명하면, 편도체가 활동하면 물론 공포가 생겨난다. 하지만 이 '무섭다' 는 감정은 편도체가 아니라 대뇌피질에서 생겨난다. 편도체는 이와는 별도로 기억력을 촉진하거나 메모리를 강고하게 만드는 영향력을 가지고 있다. 그래서 편도체를 자극하면 그 순간 기억소자(memory element)가 강화된다. 그와 동시에 '무섭다' 는 감정이 다른 경로로 생겨난다. 그러니까 결론적으로 동물은 무서우니까 피하는 것이 아니라 무서운 것과는 무관하게 단순히 편도체가 활동하니까 피하고 있을 뿐이다.

　앞에서 누가 '슬픈 신경을 자극하면 눈물이 나오는가?' 라고 질문했는데, 이것은 정확한 표현이 아니다. 아마도 슬픔을 느끼게 하는 '근원' 이 되는 신경세포가 틀림없이 있을 것이다. 이곳이 활동하여 '눈물이 난다' 는 뇌 부위에 정보를 보낸다. 하지만 그 눈물의 경로와 '슬프다' 라는 퀄리아 자체는 직접적인 관계가 없다. 즉, 슬픔의 퀄리아가 눈물을 유발한다는 것은 조금 뉘앙스가 다르다. 슬픔은 퀄리아에 지나지 않는, 즉 신경 활동의 '부산물' 일 따름이다.

　조금 더 설명하면, 무섭다거나 슬프다와 같은 퀄리아는 추상적인 것이다. 이러한 '추상적인 것'은 언어가 만들어 낸 것으로, 결국은 쿼리아도 역시 언어에 의해 생겨난 환영인 셈이다.

여기서 말하는 환영이란 '실재하지 않는다'는 의미가 아니다. 쿼리아는 환각이나 꿈과 마찬가지로 분명히 존재한다. 환각이나 꿈은 실재하잖아. 꿈의 존재를 부정하는 사람은 없을 것이다. 여러분도 꿈을 꾼 적이 있겠지. 꿈이라는 '시각'은 뇌 속에 존재한다. 그와 마찬가지로 쿼리아도 명백히 존재한다. 다만 기쁨이나 슬픔이라는 것은 언어의 유령 같은 것이다.

그러면 식물에는 마음이 없나요?

아마 없겠지. 식물에는 신경이 없으니까. 물론 내가 식물이 되어 본 적이 없어서 식물의 심정은 알 수 없지만, 아마 없지 않을까?

편도체를 상실한 사람은 없습니까?

있다. 동물을 통해 실험해 볼 수도 있다. 편도체를 잃어버리면 공포 감정이 없어져 버린다. 그럼 어떻게 될 것 같아?

예를 들어, 개와 원숭이는 사이가 나쁘다. 견원지간이라는 말도 있잖아. 실제로 원숭이는 절대로 개 가까이 가지 않는데, 편도체를 제거하면 아무렇지도 않게 개한테 접근한다. 이제 무섭지 않은 것이지.

그리고 원숭이는 뱀을 아주 무서워하는데, 편도체가 없는 원숭이는 태연하게 뱀을 움켜쥐고 먹으려고 한다. 물론 뱀한테 물리겠지. 하지만 그 원숭이는 '뱀의 무서움' 을 학습할 수가 없기 때문에 다음번에도 또 먹으려고 한다. 이런 점을 봐도 '무섭다' 라는 감정은 생명을 지키는 데 매우 중요하다는 것을 알 수 있다. 편도체가 없어지면 무섭다는 감정이 없어져서 동물 본성이 그냥 드러나 버린다. 이 경우는 식욕이라는 본능이 그대로 드러나서, 평소라면 결코 먹지 않는 뱀을 먹으려고 한 것이지.

원숭이가 개한테 다가간 것도 실은 개와 교미를 하려고 했던 것이다. 성욕이 그대로 드러나 버린 것이지. 이제 상대가 어떤 동물이든 상관없이 편도체가 없는 원숭이는 욕구대로 행동하게 된다.

한 연구자가 고양이의 편도체를 파괴하면 어떻게 되는지를 관찰했다. 동물실험인 만큼 실험용으로 키운 고양이를 사용했겠지. 편도체를 파괴한 고양이 네 마리를 한 우리에 넣어 두자 차마 볼 수 없는 광경이 벌어졌다. 모두 성욕을 노골적으로 드러내 암컷이고 수컷이고 가리지 않았다. 그런 식으로 뇌의 편도체는 아주 흥미로운 연구대상이다.

편도체는 감정과 이성도 제어합니까?

이성이 무엇인가 하는 것은 어려운 문제이지만, 이 사례를 보면 편도체가 없어져서 '무섭다'는 공포의 감정이 사라지면 본능이 그대로 드러나게 된다. 즉 '이성'은 편도체에 의해 형성된 것이라고 말할 수 있다. 바꿔 말하면 동물한테는 '본성'의 욕구가 먼저고, 그것을 '공포'로 칭칭 얽어맨 상태가 '이성'이라고 할 수 있지.

'공포'가 아니라 다른 감정도 마찬가지다. 인간이라면 '부끄럽다'거나 '불쌍하다'거나 하는 감정도 말이다.

그런데 조금 이상하지 않아? '편도체→회피', 물론 이 화살표의 방향은 옳다. 하지만 이 관계에는 '감정'이 생겨날 여지가 없다. 즉 '무서우니까 피한다'가 아니라 '편도체가 활동하니까 피한다'라고 말해야겠지. 즉 '공포'로 '본성'을 억제하는 것이 아니라 편도체의 신경활동으로 '본성'을 억제한다는 것이다. 이 인과관계를 잘못 인식하면 안 된다. 편도체는 '공포'를 낳지만 '공포'가 '이성'을 낳는 것은 아니다.

그럼 '무섭다'고 느끼는 세포가 망가져도 회피할 수는 있는 겁니까?

현재까지는 그런 실험이 없었다.

편도체와 회피를 잇는 신경회로는 어느 정도 알려져 있지만 편도체와 '무섭다'라는 감정을 잇는 회로는 잘 알려져 있지 않다. 물론 퀄리아는 대뇌피질에서 생겨난다. 한편 편도체는 생명의 근원에 좀더 가까운 곳, 대뇌피질보다 더 안쪽에 자리 잡고 있다. 그러니까 지금 자네 질문은, '편도체와 퀄리아를 잇는 회로를 잘라 버리면 이 동물은 무섭다고 느끼지 않고 학습만 할 수 있을까'라는 것이지?

물론 인간을 상대로 그런 잔인한 실험을 할 수는 없겠지. 그래서 대신 동물로 실험해야 하는데, 여기에는 또 문제가 있다. 동물은 '무섭다' 고 말을 하지 않잖아. 말을 못 하니까 설사 그 회로를 잘라내고 그 상태로 학습을 했다고 해도 그 동물이 '무섭다' 고 느끼고 있는지 어떤지 알 수가 없다는 것이다. 대화를 못 하니까. 게다가 '무섭다' 는 감정 자체는 아마도 인간의 언어에 의해 생겨난 퀄리아일 거야.

그럼 사람을 상대로 실험하면 어떻게 될까요?

나는 공포 감정과 공포 기억은 분리할 수 있다고 생각한다.

예를 들면 높은 곳에 올라가도 무서워지지 않을까요?

하지만 그 사람은 이제 무서운 곳에는 가지 않겠지. 음, 충분히 가능하다고 본다.

편도체는 경험에 의해 다양하게 축적되고 있는 거군요, 무엇이 위험한가 하는 기준 같은……

잠깐. 아주 날카로운 질문인데…… 하지만 이야기가 꽤 복잡해지는군.

기억을 축적하는 장소는 대뇌피질이다. 따라서 회피하는 행동 패턴 같은 것은 대뇌피질에 축적되겠지. 편도체 자체에도 약간의 정보는 축적할 수 있지만, 기본적으로 편도체는 대뇌피질의 코치랄까 트레이너 같은 존재라고 생각하는 것이 좋다. '이런 패턴은 무서운 거니까 조심하시오'라고 대뇌피질에 경고를 보낼 뿐이다. 그 패턴은 대뇌피질에 축적되어 있다.

떨어진 적이 없는데도 높은 곳을 무서워하는 고소공포증은 그 사람의 상상에 불과한 겁니까?

그건 모르겠다. 다만 한 가지 말할 수 있는 것은 갓 태어난 병아리도 높은 곳에 두면 무서워하고 움츠러든다는 것이다.

내 고향집에서 개를 키우는데, 키우던 개가 아주 어릴 때 급한 비탈길을 제 발로 아장아장 올라가더군. 그런데 높이 올라가서 뒤를 돌아보더니 무서워서 내려오질 못하는 거야. 그런 것을 보면 높은 곳을 무서워하는 감정은 아마 선천적으로 가지고 있는 성질일 것이다.

동물도 무섭다는 감정은 가지고 있나요?

내 생각으로는 아마 그럴 거야. 감정, 즉 퀘리아의 대부분은 언어의 산물이므로 인간처럼 감정을 풍부하게 가지고 있지는 않겠지만.

동물은 편도체를 잘라내든 말든 관계없이 '무섭다'는 감정을 가지고 있지 않다고 앞에서 설명하시지 않았나요?

아니, 그게 아니라, 동물을 상대로 실험하면 검증할 방법이 없다고 했지. 말을 못하니까 '나 무서워요'라고 표현할 수가 없다는 뜻이었다.

사실인지 아닌지는 모르겠지만, 동물도 슬프면 눈물을 흘린다는 말을 들은 적이 있어요. 편도체가 '무섭다'를 담당한다면, 다른 감정, 예를 들어 '슬프다'라는 감정은 편도체가 아닌 다른 장소에서 담당하나요?

실은 '슬프다'는 감정의 메커니즘은 아직 밝혀지지 않았어. 하지만 틀림없이 뇌 속에 슬픔의 장소가 있겠지. 하지만 여기서도 역시 신경 활동과 감정은 나누어서 생각해야 해. 감정이 있는 것은 틀림없어. 실제로 우리가 생생한 감각 속에서 살아가고 있으니까. 하지만 아까 소개한 사례를 통해서도 알 수 있듯이, 감정이 있으니까 움직이고 있다기보다는 감정보다 먼저 몸이 반응을 해 버린다는……

편도체 같은 것이 있어서, 그것이 주도적으로……

그렇지, 먼저 어떤 것이 있기 때문에 감정이 생겨난다는 것이다.

물론 감정이 뇌의 부산물이라고 해서 아무런 도움도 안 되는 무용지물이라는 말은 아니다. 감정이 있기 때문에 인간의 세계관에 색채가 더해지고 다른 사람의 감각을 상상하거나 공감할 수 있게 되지. 이렇게 쓸모가 있기는 하지만 그렇다고 감정이라는 쿼리아가 뇌 활동을 직접적으로 결정하는 것은 아니다.

앞에서 다른 동물, 예를 들면 돌고래의 뇌를 사람한테 이식하는 일은 면역 문제 때문에 불가능하다고 하셨는데, 그렇다면 가령 면역 시스템을 파괴한 갓난아기에게 무균실에서 돌고래의 뇌를 이식하고 신경조직을 잘 연결해 준다면…… 그런 것이 이론상 가능합니까?

음, 언젠가는 가능할지도 모르지. 하지만 과연 그런 짓을 할 사람이 있을까?

그런 시도를 해본 사람이 아직 없다니, 무슨 문제라도 있습니까?

전적으로 윤리적인 문제 때문이겠지. 왜냐하면 아무리 갓난아기라도 엄연히 인권이 있잖아. 미국에서는 한 산모가 의사의 충고를 무시하고 '배에 흉터를 남기고 싶지 않다' 면서 제왕절개를 거부했다가 출산할 때 태아가 사망해서 '살인죄' 로 기소된 일이 있었다.

그럼 클론은 아직 괜찮은 건가요?

클론으로 뇌를 만든다는 건가?

아뇨, 복제양 돌리를 만드는 것 말예요.

복제 동물을 만드는 것은 괜찮은가 하는 질문인가? 클론을 만드는 것이 금지된 동물은 현재로서는 사람뿐이다.

그렇다면 개나 양을 상대로 종족 간 뇌 이식 실험을 할 수 있잖아요.

클론을? 그건 무리겠지. 교배를 해도 자손이 생기지 않는다는 것이 동물의 '종' 을 가르는 기준이기도 하거든. 개와 고양이가 결정적으로 다른 것은 서로 교미를 해도 새끼가 생기지 않는다는 거야.

키메라 같은 걸 만든다든가…….

그래, 키메라가 불가능하다는 것이 종을 가르는 기준이다.

노새 같은…….

하하하. 그건 다른 '종'이야. 당나귀나 말은 같은 '기제목 말과'이지만 '종'이 다르기 때문에, 그 중간 종인 노새끼리는 자손을 낳을 수 없어. 한편 개를 보면, 포멜라니언, 불도그, 세인트버나드 등 생긴 것은 많이 달라도 다 개잖아. 이들은 같은 '종'이므로 교배하면 번식력이 있는 건전한 자손을 낳을 수 있다.

외모는 달라도 생식기가 비슷하고 유전자 배열도 비슷한 생물이라면 뇌 형성까지 달라질 정도의 차이는 생기지 않는다는 말씀인가요?

음, 어려운 문제로군. 하지만 흥미로운 발상이야. 확인할 수는 없지만. 비교학의 관점에서 말하자면 반반이라고나 할까. 유전자가 비슷하면 대체로 뇌는 비슷할 거라고는 보지만 앞서도 말했듯이 뇌는 신체가 결정하는 것이므로 몸의 생김새가 다르면 뇌 지도도 달라지겠지. 그러면 뇌 기능도 틀림없이 달라질 거야.

그리고 이것은 아주 최첨단 연구 내용인데, 뇌에서 시각의 대뇌피질과 청각의 대뇌피질은 똑같은 6층 구조를 하고 있지만 현미경으로 자세히 관찰하면 역시 미묘한 차이를 발견할 수 있다. 그렇다면 역할 분담을 바꾸는 데도 어느 정도 한계가 있을 것 같다는 생각이 드는군.

다만 여기서 문제가 되는 것은 시각을 담당하는 장소가 되었기 때문에 자연스럽게 그 6층 구조가 다른 곳과 미묘하게 달라진 것이냐, 아니면 애초에 유전자부터 달랐기 때문에 사물을 보기 위한 전문기관으로서 특정한 6층 구조로 발달한 것이냐, 하는 것이다. 이 인과관계는 아직까지 밝혀지지 않았다.

태아가 자라면서 어느 단계에서 뇌가 생기고 언어나 시각 등 기능별로 분화하면서 6층에 차이가 생기는 것인지, 아니면 후천적인 것인지와 같은 문제 말이군요.

그래, 그런 것이 앞으로 연구해야 할 과제다. 앞으로 5년 이내에 틀림없이 성과가 있을 거라고 본다.

현재 연구되고 있나요?

응, 유전자 차이를 연구하는 사람도 있고, 최근에는 원숭이의 클론 연구도 시작되었다. 원숭이의 클론을 만들고 서로 다른 경험을 겪게 해서 대뇌피질의 차이를 조사하는 것인데, 현재 한창 진행중인 실험 이다. 유전자로 정해지는 것인지(선천적인지), 경험으로 정해지는 것인 지(후천적인지), 아니면 그 중간인지, 이런 것을 연구할 때 클론은 강력 한 수단이 된다.

생물학적 관점에서 보면 지금 존재하는 인간은 경험을 쌓음으로써 성립한 셈이니까, 완전 히 같은 클론을 만들어도 경험을 다르게 축적하면 전혀 다른 인간이 만들어지겠네요.

그렇다. 일란성 쌍생아라도 사고의 패턴은 다르거든. 그러므로 뇌 도 분명 완전히 같지는 않을 거야. 그러나 이를테면 시각령의 미세한 구조 차원에서는 어느 정도나 다른지, 혹은 어느 정도나 같은지 아직 밝혀지지 않았다. 색에 반응하는 신경은 늘 시각령의 특정한 장소에 있지만 개개의 신경세포는 동물마다 크게 달라. 그런데 클론일 경우, 그게 어느 정도나 다를지 역시 흥미로운 점이지.

클론에게도 똑같은 경험을 시킨다면 시각령은 역시 같은 자리에 생길까 하는 문제로군요.

그래, 그런 이야기다. 하지만 똑같은 경험이란 것이 가능할까(웃음)? 역으로 어느 정도나 차이가 나는지도 흥미로운 문제가 되겠지. 최근 1~2년 사이에 화제가 되고 있는 주제가 바로 이것이다.

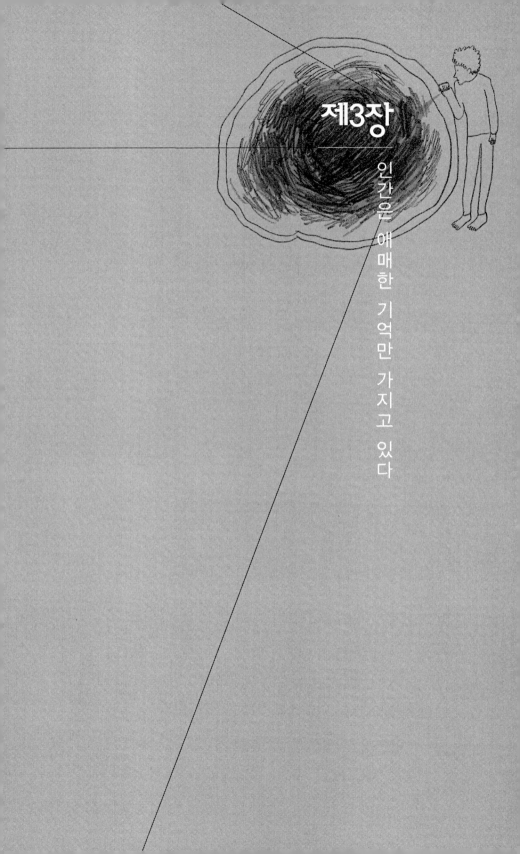

제3장

인간은 애매한 기억만 가지고 있다

1 ▌ 애매한 기억이 도움이 된다?!

지난번 숙제에서는 여러 단어들을 잠깐 보여 주고그림32, '딱딱하다, 맛, 달다' 중에서 원래 단어 목록에 있던 것이 무엇이냐고 물었더니, 모두들 '달다' 라고 대답했었지. 실은 나도 그렇게 대답했었다. 그럼 뇌는 무엇 때문에 '달다' 라고 생각했을까?

정보를 정리하기 위해서요. 많은 단어가 나열되어 있으면, 그것들이 어떤 연관이 있는지를 생각하게 됩니다. 단것과 관계된 단어가 많으니까, '아하, 이 단어들은 모두 단것과 관련이 있군' 하고 의식하게 되는 거고. 초콜릿도 달다, 벌꿀도 달다…… 계속 그렇게 처리한 탓에 '달다' 라는 것에 반응하는 뇌세포가 활발해진 것은 아닐까요?

분명히 그럴 것이다.

그래서 세 개의 단어를 제시했을 때, 그 중에 특히 '달다' 라는 단어에서 강한 느낌을 받았겠죠.

확실히 그런 측면이 있다.

하지만 이번 질문의 의도는 그런 것이 아니라 '무엇을 위해서 그런 작용을 했을까?' 라는 것이었다. 무슨 까닭인지 기억은 애매해지게 마련이다. 그렇다면 뭔가 까닭이 있어서가 아닐까, 그 이유가 무엇일까?

많은 정보가 한꺼번에 들어왔을 때, 뇌가 그 정보를 어떻게 일일이 정리해 나갈까 하고 궁리하다가…….

그런데 왜 정리를 할까? 그 목적은 뭘까?

되도록 많은 정보를 기억하려고요.

그렇지, 그것도 하나의 대답이군. 그리고?

신속하게 처리하려고요.

아, 그것도 하나의 대답이지. 그밖에는?

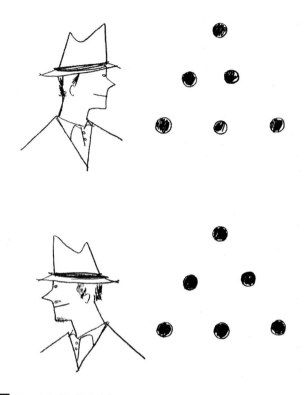

그림48 일그러진 삼각형도 한 달 뒤에는……
위의 삼각형을 한 달 뒤에 기억에 의존해서 똑같이 그려보려고 하면 정삼각형의 이상적인 이미지에 따라 아래
처럼 그리고 만다.

나는 참 기억력이 모자라다, 라고 생각해 본 사람 있나? 오, 3분의 2
정도나 되는군. 그럼 나머지 사람들은 나는 괜찮다, 완벽하다, 라고
생각하나?

하지만 사실은 기억이 완벽해서는 아주 곤란하다. 왜 그럴까?

나쁜 경험을 잊지 못해서 아닐까요?

그거 정말 고약하겠군. 평생 나쁜 기억을 품고 살아야 한다면 말이
야. 하지만 그렇다면 즐거운 일도 평생 기억할 수 있으니까 좋은 거라
고 말할 수도 있잖아.

전부 기억하려 하다가는 감당을 못할 테니까요.

그런 점도 있겠지. 뇌의 용량에도 한계가 있을 테니까. 신경세포의 수가 아무리 많다고 해도 이 세상의 모든 걸 다 기억할 수는 없을 테고.

완벽한 기억이라면 현실과 구별이 안 될 테니까요.

아……. 사실은 앞에서 그 이야기를 하고 싶었는데, 지금 하려고 하는 이야기는 그쪽 방향이 아니다.

컴퓨터라면 사진을 찰칵 찍어 놓은 것처럼 기억할 수 있겠지만 설사 우리가 그렇게 사진을 찍어놓듯이 기억한다고 해도 그것이 과연 의미가 있을까? 그렇게 해서 어떤 이득이 있겠느냐는 것이다.

적어도 뇌는 그런 식으로 움직이지는 않는다. 오히려 뇌는 대상에서 발견되는 어떤 특징이나 규칙, 시야에 순간적으로 들어오는 모습들 속에 숨어 있는 기 적인 공통항 같은 것들을 자동적으로 뽑아낸다. 앞에 있었던 숙제를 예로 들면, '달다' 라는 것은 일종의 공통항이었지? 그런 것을 골라낼 때는, 결코 사진 같은 방식으로 기억하지는 않는다.

왜 그러는지 알겠나? 기억은 정확하면 안 되고, 절대적으로 애매해야만 한다.

예를 들어 나는 오늘 이 초록색 체크무늬 옷을 입고 왔다. 그리고 머리모양은 이렇고. 만약 기억이 완벽하다면, 다음에 너희가 나를 만났을 때 내가 입는 옷이 다르거나 머리모양이 헝클어져 있다면 다른 사람으로 인식하지 않겠어?

100% 똑같지는 않겠지만, 그래도 음성 같은 것까지 변하지는 않잖아요. 얼굴 생김새라든지…….

그래. 그래서 뇌도 그런 특징을 추출하는 것이다. 완전히 기억하는 것도 아니고 완전히 잊어버리지도 않고 다만 불변하는 공통항을 기억하는 것이지. 아까 이케가야가 보여 준 단어들의 공통점은 '달다'라는 키워드이다, 하는 식으로 필수 요소만 뽑아내는 것이다.

오늘의 내 모습을 샅샅이 사진처럼 기억한다면 다음번 강의 때는 다른 사람이 이 자리에 나타나겠지. 옷도 다를 것이고 머리모양도 변해 있을 것이고 게다가 몇 년 지나서 만난다면 그만큼 늙어 있을 것이고.

또 뒷모습을 보고 누군지 알아봐야 할 때도 있겠지. 그럴 때 100% 완벽한 기억은 아무런 의미가 없다. 왜냐하면 완전히 같은 상황은 두 번 다시 오지 않을 테니까. 환경은 끊임없이 변하잖아.

그래서 사람은 자기가 본 것 자체를 기억하는 것이 아니라 그 대상에서 공통되는 무엇인가를 무의식적으로 뽑아내려고 한다.

학교 가는 길을 익히는 것도 마찬가지다. 아침 풍경과 저녁 풍경, 밤 풍경은 다 다르지. 하지만 저 골목을 돌아가면 학교에 도착할 수 있다는 것을 안다. 이것은 경치를 사진 화면처럼 머릿속에 그려 놓고 길을 고르는 것이 아니라, 경치에서 뭔가 공통된 특징을 확인해 가면서 통학하고 있기 때문이다.

좀 더 단적인 예로는, 글자가 그렇다. 내가 칠판에 쓴 글자는 참 지저분하지? 하지만 다들 읽을 수 있을 것이다. 이것도 역시 '글자의 특징은 이러저러하다'라는 공통된 규칙이 있기 때문에 가능한 것이다.

이제 조금 이해가 가지? 기본적으로 완벽한 기억이라는 것은 도움이 안 된다. 그래서 뇌는 대상을 애매하게 저장하려고 하는 것이다.

꽤 흥미로운 실험 하나를 소개하겠다. 먼저 피실험자에게 **그림48**의 위쪽에 있는 그림을 기억하게 한다. 조금 삐뚤어졌지만, 삼각형이지? 그리고 한 달 뒤 '그때 이케가야가 칠판에 그린 그림을 그대로 그려보세요' 라고 요구한다. 그러면 대부분의 사람들이 정삼각형으로 그린다. 우변의 가운데 점이 약간 들어가 있다든지 하는 점은 무시해 버린다. 세세한 점들은 떼어내 버리고 자기가 품고 있는 이상적인 정삼각형 모양으로 재구성해서 그리는 것이다.

아마 뇌 속에는 플로토타입(원형)이라고 할까, 플라톤이 말하는 '이데아' 같은 것…… 예를 들어 사과라면 '사과의 이데아' 같은 것이 있어서, 그것과 대조해서 '아, 이것은 삼각형이군' 이라든지 '아, 이것은 사과로군' 하는 식으로 판단한다는 것이다. 사과도 생김새가 한 개 한 개 다 다르지만, 우리는 어느 것이나 다 '사과' 라는 것을 알고 있다. 세상에 존재하는 모든 사과의 패턴이 일일이 뇌 속에 완벽하게 준비되어 있어서, 사과를 볼 때마다 눈앞의 실제 사과와 머릿속의 사과를 대조해 가면서 판단하는 것이 아니다. 그렇게 하기에는 세상에 사과가 너무나 많다. 오히려 뇌 속에는 분명한 사과의 모델(사과의 이데아)이 있어서 어떤 최소한의 조건만 충족시키면 지금 보고 있는 물체를 사과라고 판단할 수 있게끔 되어 있는 거라고 본다.

이 도형이 전형적인 사례다. 여섯 개 점의 정확한 위치를 암기하는 것이 아니라 '여섯 개의 점으로 이루어진 정삼각형' 이라는 식으로 기억하는 것이다.

그런데 흥미롭게도 이 그림을 새에게 보여 주면 그래, 새는 기억력이 대단하지, 사진처럼 기억한다. 그래서 새에게는 이 삼각형이 언제까지나 정삼각형하고는 다른 도형으로 남아 있을 것이다.

동물실험을 해보면 알 수 있는데, 하등한 동물일수록 기억이 정확하다. 즉 융통성이 없는 것이다. 게다가 일단 기억한 내용은 좀처럼 지워지지 않는다. 일본 속담에 '참새는 백 살이 되도록 춤추는 것을 잊지 않는다('세 살 버릇 여든까지 간다'에 상당하는 속담—옮긴이)'는 말이 있지. 와, 대단한 기억력이네, 하고 존경에 가까운 기분이 들지도 모르지만 그런 기억은 기본적으로 도움이 되지 않는다고 해야 할 것이다. 응용을 할 수 없으니까.

기억이 애매하다는 것은 응용이라는 관점에서 매우 중요하다. 사람의 뇌에서 이루어지는 기억은 다른 동물에서 비슷한 예를 찾아볼 수 없을 정도로 애매하고 어중간한데, 바로 그 점이 사람의 임기응변적인 적응력의 원천이기도 하다.

그 애매성을 확보하기 위해서 뇌가 사물을 천천히 학습하려고 한다는 것이다. 학습 속도가 느리다는 것이 중요하다. 특징을 추출해야 하기 때문이지.

여러 가지를 보고 그것들의 공통된 특징을 찾아내는 거로군요.

그렇지. 학습 속도가 너무 빠르면 특징을 추출할 여유가 없겠지. 예를 들어 너희가 이케가야라는 사람을 기억하는 과정을 생각해 보자. 지금 나는 정면을 향해 서 있다. 이 모습만 보고 '이 사람이 이케가야다'라고 사진 찍듯이 기억해 버린다고 하면, 다음에 내가 오른쪽으로 돌아서면 벌써 전혀 다른 사람이 되겠지. 그래서 '오른쪽을 향한 이 모습이 이케가야다'라고 고쳐서 기억하려고 하면, 이번에는 오른쪽을 향한 모습만이 이케가야가 되고, 정면을 향한 모습은 다른 사람이 되겠지.

두 가지 모습을 연결하려면 '기억 미루기'가 필요하다. 즉 정면을 향한 모습을 봐도 '이것은 이케가야일 수도 있지만, 당장은 판단을 미뤄두자.' 그리고 옆을 향한 이케가야를 보고, '음, 이것도 이케가야로군. 그렇다면 아까 정면을 보는 모습과 공통되는 점은 무엇일까'라고 하면서 역시 기억을 미룬다. 그렇게 뇌는 천천히 판단해 나간다. 물론 무의식적으로 말이지.

학습 속도가 빠르면 겉으로 드러난 것, 눈에 보이는 것에만 휘둘려서 그 속에 숨어 있는 것을 제대로 보지 못하겠지.

여러분도 공부를 하다가 '왜 이렇게 외워지지 않을까' 하고 고민한 적이 있을 테지만, 그것은 뇌의 이런 기능의 부작용으로 어쩔 수 없는 현상이지. 대상의 뒤에 숨어 있는 규칙을 분명하게 뽑아내서 학습하려면 학습 속도를 늦추는 것이 필수조건이라는 것이다. 그리고 반복 학습도 역시 필요하다.

컴퓨터는 그렇게 학습할 능력이 없다. 그렇게 학습하도록 프로그램을 만들어 주면 가능할 수도 있겠지만, 상당히 정교한 프로그램을 만들지 않으면 그런 학습이 불가능하겠지.

아무튼 겉으로 드러난 것에 휘둘리지 않으려면 학습 속도가 느려야 한다. 천천히 기억해야 비로소 규칙을 뽑아낼 수 있기 때문이지. 그러니까 수업시간에 선생님이 "아직도 못 외웠냐!" 하고 야단을 쳐도 그건 애초에 뇌가 그렇게 생긴 탓이니 어쩔 수가 없는 거야.

3 | 언어가 만든 유령

공통된 규칙을 찾아내는 것, 즉 일반화하는 것을 '범화' 라고 했지.

논리적 사고법에는 크게 두 종류, 귀납법과 연역법이 있다고 배웠을 것이다. 수학은 기본적으로 다 연역법이다. '먼저 정리, 즉 애초에 절대적인 규칙이 있어서 그 규칙으로 이끌어 낸 결과는 늘 옳다' 라는 논법이다. 예를 들면 사람은 모두 죽는다, 그러므로 나도 언젠가 죽는다는 식이다. 이런 연역법이 바로 수학이 하는 일이지. 수학적 귀납법도 귀납법이라는 이름이 붙어 있긴 하지만 본질적으로는 연역법이다.

하지만 사람의 뇌는 애초에 그럴 수가 없다. 왜냐하면 뇌는 해석할 뿐이거든. 세상은 너무나 넓으니까 전부 조사할 수가 없잖아. 그래서 어느 정도 제한된 대상을 보면서 규칙을 찾아내고, 그것을 일반화하는 것이다. 이런 것을 귀납법이라고 하지. 즉 뇌의 방식은 '귀납법' 을 따른다.

그런 의미에서는 '범화' 와 '귀납법' 은 같은 말이다.

그리고 이러한 범화를 돕는 과정이 바로 '추상화' 이다. 추상화를 하면 다양한 것에 응용이 가능하다. 수학이나 물리가 바로 추상의 세계인데, 응용범위가 아주 넓다. 사물을 개별적으로 생각하는 것이 아니라 한 발 물러나서 '이것들을 묶어 주는 요소는 무엇일까?' 라는 추상적인 사고가 가능하니까 뇌는 '범화' 를 할 수 있는 것이다.

추상적인 사고를 잘 할수록 '범화' 에 능하다. 그리고 범화를 통해서 규칙을 파악하면 새로운 상황이나 환경에도 응용할 수 있겠지. 인간이 다른 동물보다 두드러지게 응용력이 높은 것은 추상적인 사고가 가능하기 때문일 것이다.

그런데 인간은 어째서 추상적인 사고를 할 수 있을까? 인간이 무엇을 가지고 있기에 그게 가능할까? 그렇지, '언어'를 가지고 있기 때문이다. 인간은 언어를 가지고 있기 때문에 추상적인 사고가 가능하다, 언어가 없으면 추상적인 사고가 힘들다. 그런 이야기를 했었지.

이제 여러분도 이해할 수 있겠지만, 의식이나 마음은 대개 언어에 의해 생겨난다. 의식이나 마음은 언어가 만들어 낸 유령, 다시 말하면 추상이다. 이렇게 생각한다면 한 가지 결론에 다다를 것이다. 그래, 의식이나 마음은 '범화'의 도우미 노릇을 한다. 즉 '언어→마음→범화'라는 공식이 성립한다. 사람에게 마음이 있는 것은 물론 언어가 있는 덕분이다. 그리고 사람에게 마음이 있는 '목적'은 범화를 하기 위해서일 것이다. 범화가 얼마나 중요한지 알겠지? 그리고 그 논리를 확장하면, 사람에게는 '마음' 역시 그만큼 중요한 요소가 되는 것이다.

인간 이외의 동물에게 마음이 어느 정도나 있는지는 알 수 없다. 어쩌면 '마음'이라고 표현하기에 적합한 것이 없을 가능성도 있다. 하지만 그렇다고 해서 생명에게 '마음'이 불필요한 것이냐 하면, 그렇지는 않다. '마음'은 인간 생활의 장식품 같은 것이 아니다. 인간은 '마음'을 활용해서 추상적인 사고를 하고, 주위 환경을 보면서 그 바탕에 있는 규칙을 뽑아내고, 그것을 축적하고 응용해서 미래에 대비하고 환경에 적응하고 있는 것이다.

잠깐 정리를 해보면, '범화'가 언어에 의해 생겨난다고 했는데, 언어에는 두 가지 측면이 있을 것이다.

하나는 커뮤니케이션의 수단, 전달을 위한 신호 및 기호라는 측면이고, 또 하나는 추상적 사고를 하기 위한 도구, 생각을 위한 도구라는 측면이다. 인간은 이 두 가지를 잘 구사하고 있다. 대부분의 동물은(설사 언어가 있다고 해도) 기호적인 사용법밖에 알지 못한다. 이래서는 '언어'라고 부를 수 없겠지.

하지만 인간이라면, '언어를 구사할 수 있게 되었다' = '그것을 도구로 하여 추상적 사고를 할 수 있게 되었다' = '응용력·환경 적응력이 높은 동물이 되었다'라고 할 수 있지 않을까?

4 | 기억의 '애매함' 은 어디에서 생겨날까?

다시 주제로 돌아가 보면, 기억은 애매하다고 했다. 그 '애매함' 은 어디에서 생겨날까? 이 문제를 생각해 보는 것이 오늘 강의의 핵심이다.

컴퓨터는 애매한가? 아니, 정확하지. 늘 어김없이 올바른 대답을 내놓잖아. 융통성이 없을 정도로 정확해. 하지만 사람한테는 유연성이 있다. 즉 뇌는 애매하고 부정확하다. 왜일까? 그런 점은 뇌 구조의 어디에서 생겨나는 것일까?

기억의 뇌세포가 파괴되어서 오래된 기억이 점차 사라지고, 새로운 세포가…….

그래. 신경세포는 점점 줄어들게 마련이라고 흔히 말하지. 그래서 기억이 흐려지는 거라고……. 그 말도 일부는 옳다. 하지만 신경세포의 수가 제한되어 있는데 기억을 애매하게 만들 목적만으로 신경세포를 죽인다는 것은 뭐랄까, 비효율적이라고 할까, 아무튼 그 대답도 일부는 옳다.

잠깐 좀 다르게 생각해 보자. 기억이 애매하면 착각하고, 헷갈리고, 깜빡 잊게 되는 나쁜 점도 있지만 기억이 애매한 것 자체는 결코 나쁜 것이 아니라고 앞에서 이야기했다. 뇌가 가지고 있는 응용력의 원천이 바로 거기에서 비롯된다고.

한발 더 들어가서 생각해 보면, 기억이 애매하니까 지금까지 생각도 못했던 별개의 기억들이 서로 연결되기도 하는 것이다. 이것이 바로 '상상' 이 아닐까? '상상' 에는 두 가지 의미가 있지. 이매지네이션(상상)과 크리에이션(창조). 지금 내가 축적하고 있는 기억들이 어느 날 문득 혹은 뭔가를 계기로 연결되어서 이루어지는 것이 상상이고 창조겠지. 그것은 새로운 기억이라고 할 수 있다. 이런 것도 '애매함' 이 있기 때문에 가능한 일 아닐까?

컴퓨터의 기억은 반듯하게 정리된 선반에 물건을 수납하듯 하드디스크에 언제나 정확하게 저장되는 것이잖아. 또한 상호작용을 하지 않으니까 언제라도 완벽하게 끄집어낼 수 있다. 컴퓨터에 상상이 결여된 것은 애매한 기억이 존재하지 않기 때문이라고 할 수도 있겠지. 즉 기억이 지나치게 정확하다는 것이다.

그런 관점에서 보자면 사람의 기억은 그 내용이 변하는 것인지도 모른다. 하지만 기억이 '애매하다'는 것은 기억이 '줄어든다'는 것과 같은 말은 아니다. 그것은 의미가 달라. 애매하다고 해서 기억이 사라져 버리는 것은 아니다.

따라서 뇌세포가 파괴되기 때문이라고 보는 것은, 예를 들면 질병이나 치매 같은 경우에는 적합하지만, 일반적으로 건강한 사람의 기억이 애매한 것을 설명하는 이유로는 충분하다고 말할 수 없겠지. 신경세포가 줄어드는 것만으로는 인간의 기억이 애매한 까닭을 완전하게 설명할 수 없지 않느냐는 것이다.

그렇다면 기억이 애매한 원인을 어디에서 찾아야 할까?

뇌가 기억을 어느 곳에 집어넣기는 하는데, 다만 통째로 넣어 두고 마는 것이 아니라, 네트워크를 연결해서 기억을 공유하겠죠. 통째로 기억하는 것이 아니라 관련성을 공유함으로써 용량을 줄이고, 그래서 또 연관성이 생겨나고. 그런 식으로 연결하기 때문에 기억이 애매해지는 것이겠죠. 다른 것들이 뒤섞이게 되니까.

뒤섞여서 저장되기 때문에 상호작용이 일어나게 된다는 말이로군. 한 자리에 다 모아서 저장하니까. 음, 그것도 하나의 정답이라고 할 수 있다. 좋은 대답이야.

다만 뒤섞여서 저장해도 대개는 제대로 생각해 낼 수 있잖아. 즉 재추출도 가능하다는 것이지. 그 재추출 과정이 어떤 때는 잘 되고 어떤 때는 안 되는 그런 애매함이 생기는 것은 무엇 때문일까?

5 ▌신경세포에 전기가 흐른다?!

사실 그걸 설명하려면 먼저 신경구조를 정확하게 설명해야 한다. 자, 앞서 나왔던 그림4를 다시 한 번 보자.

이것은 신경세포다. 대뇌피질의 신경세포로 꽉 차 있지? 너무 꽉 차 있어서 오히려 이해하기가 힘드니까 하나만 꺼내 보자. 그러면 그림 49-A처럼 보인다.

생물 시간에 '세포'의 구조에 대해서는 어느 정도 배웠을 것이다. 신경도 세포의 일종이니까 기본구조는 같다. 세포에는 먼저 세포체가 있다. 둥근 풍선모양으로 부푼 부분이 신경의 세포체다. 이 속에 DNA 라든지 핵이 들어 있다. 하지만 얼핏 볼 때 신경세포가 다른 세포와 결정적으로 다른 것은 가는 신경선유, 즉 케이블이 연결되어 있다는 점이다. 이 케이블을 사용해서 신경세포끼리 네트워크를 이루고 있는 거야. 즉 세포체를 전화에 비유하자면, 전화가 전화선을 통해서 전 세계의 전화기와 연결되어 있는……

아래쪽에 있는 그림49-B는 조금 낯선 모습인데, 무엇인지 알겠나? 신경세포를 위에서 비스듬하게 내려다본 것이다. 뇌 속에 있는 신경세포가 아니라 뇌에서 꺼내어 샬레 위에서 키운 것, 즉 신경세포를 배양한 것이지.

배양이 가능해요?

가능해.

그럼 수가 늘어나나요?

수가 늘어나지는 않아. 신경세포는 증식을 하지 않는다.

신경선유가 보여요.

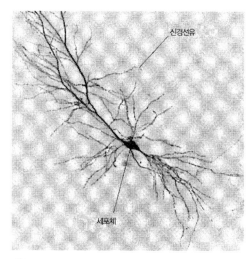

신경선유

세포체

그림A

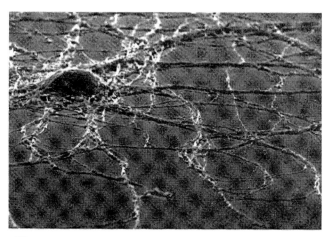

그림B

그림49 대뇌피질의 신경세포

그림A 색소를 주입해서 하나만 부각시킨 신경세포. 신경세포가 다른 세포의 외양과 결정적으로 다른 것은
      가는 신경선유를 뻗고 있다는 것이다.
      ―제공 : 우에노 사카야 씨(도쿄대학 대학원 약학계연구과)

그림B 신경세포를 살레 위에서 배양한 모습.

그래. 처음 이것을 꺼낼 때는 세포체밖에 없었다. 이 사진의 중심 근처에 둥글게 튀어나온 곳이 세포체다. 위에서 비스듬히 내려다본 모습이지. 그러자 사진처럼 샬레 위로 종횡무진 신경선유가 뻗어 나간다. 신경선유가 많이 보이지? 샬레 위에 놓아도 역시 신경세포는 네트워크를 열심히 만들려고 해. 말하자면 신경세포의 본성이랄까, 신경세포의 개념 중에 가장 중요한 것은 신경돌기를 만들어서 다른 세포와 연락을 한다는 것이다.

신경 배양은 아주 간단해서 누구나 할 수 있다. 여러분도 잠깐만 배우면 할 수 있어. 이 신경을 가지고 있던 동물은, 안됐지만 뇌를 끄집어낼 때 죽었다. 하지만 신경은 이렇게 샬레 속에서 몇 달간 살아 있다. 이렇게 샬레 속에서 네트워크를 만들면서 독자적인 활동을 시작하는 거야.

그 활동의 매체랄까, 활동의 실체가 과연 무엇인지 지금부터 이야기해 보자.

앞에서 잠깐 이야기를 했었지? 신경세포가 이웃 세포와 정보를 주고받는다고 했는데, 그 정보라는 것은, 알고 보면 전기다.

전기가 흐르는 것을 '전도체'라고 한다는 것은 배웠지? 그리고 '절연체'는 전기가 흐르지 않는 것을 뜻한다는 것도. 하지만 신경세포가 금속으로 만들어져 있는 것이 아니다. 뇌가 구리선으로 만들어져 있다는 얘기는 못 들어 봤겠지. 신경선유는 거의 지방과 단백질로 이루어져 있다. 절연체인 셈이지. 그런데 어떻게 전기가 흐를 수 있을까? 자, 어떻게 생각해?

실제로 신경세포를 흐르는 전기의 실체는 금속 전깃줄과는 전혀 다르다. 전깃줄 속에는 '전자'가 흐르고 있지. 하지만 신경 속을 흐르는 것은 전자가 아니다. 전기가 될 수 있는 것으로 전자 말고 또 뭐가 있을까?

플러스이온, 마이너스이온이란 것이 있지? 신경선유에는 이온이 흐르는데, 그 이온의 흐름이 전기신호가 되어서 여기저기 전달되는 것이다.

6 | 신경세포는 증식하면 안 된다

신경세포는 무엇으로 만들어져 있나요?

여러 가지지만, 주로 단백질, 지방, 당으로 이루어져 있다.

잘 이해가 안 돼요.

세포막이나 세포핵에 대해 생물시간에 배웠나?

예, 배웠어요.

그렇군, 신경세포 역시 액체가 막 속에 갇혀 있는 모습이다. 보통 세포와 마찬가지지. 다만 그 막의 일부가 이상하게 늘어나서, 즉 돌기가 나와서 신경선유가 된 것뿐이다.

그 속에 유전자나 미토콘드리아가 있나요?

그럼, 들어 있지.

그럼 왜 증식을 하지 않나요?

증식을 하려면 특별한 유전자가 작동해야 하는데, 신경세포에서는 그것이 억제되고 있다.

왜요?

그 이유는 현재 조금씩 밝혀지고 있는 중인데…… 아, 혹시 분자구조를 묻는 것이 아니라, 증식하지 않는 것의 이점이 무엇이냐는 질문이었나? 사람 몸에 세포가 몇 개나 있는지 알고 있나?

60조…….

그래, 60조 개 정도다. 하지만 그 60조 개의 세포는 실은 의외다 싶을 만큼 빠른 속도로 교체되고 있다. 피부 세포는 증식이 특히 빠르다. 손톱이나 머리카락은 쑥쑥 자라서 사라지고 있다. 그리하여 몸 전체의 세포도 두세 달이 지나면 완전히 새 세포로 교체되어 버린다. 다시 말하면 두세 달이 지나면 우리 몸뚱이는 완전히 바뀌어 버린다는 것이다. 그래도 역시 나라는 존재는 그대로 유지되고 있다. 내 마음까지 바뀌어 버린다면 당연히 내가 아닐 것이다.

그런데 뇌는 그것을 배제하고 있다. 바뀌는 일이 없도록, 즉 내가 언제까지나 계속 나로 남아 있을 수 있도록 신경세포는 증식을 하지 않는다는 것이다. 왜냐하면 '나를 낳는 뇌'까지 교체되어 버린다면 이미 내가 아니게 되어 버리잖아.

하지만 교체하지 않더라도, 애초의 세포를 남겨 둔 채 분열을 통해서 증식한다든가……

증식을 통해서 전체적으로 수를 늘린다는 말인가? 뇌의 아주 국한된 곳에서는 그런 과정이 이루어지고 있다. 하지만 뇌는 용량이 뻔히 정해져 있다. 보다시피, 뇌는 두개골이라는 헬멧 속에 들어 있지. 이 안에서 계속 증식한다면 어떻게 되겠니?

두개골이 터져 버리겠죠.

그래. 증식해서 새로운 것을 늘려 나가기보다는 교체하지 않는 것의 이점이 더 크니까 아마 교체하지 않는 쪽을 택했을 것이다.

하지만 실험상으로는 유전자 억압 작용을 억제하는 신경세포를 알츠하이머병 환자에게 넣어서 증식시켜 주면 병이 낫지 않을까요? 적어도 이론상으로는 말이에요.

음, 가능하겠지. 실제로 그런 시도를 해본 사람이 있다. 지난 두 달 동안 〈네이처〉에 신경세포를 억제하는 유전자를 제거하자 증식을 할 수 있게 되었다는 논문이 두 편 실렸다. 또 신경이 증식할 뿐만 아니라, 그 신경세포로 클론까지 만들 수 있다고 한다. 신경세포에서 클론을 만들 수 있다는 것은 획기적인 이야기다. 지금까지 만들었던 클론은 모두 분열하고 있는 다른 세포에서 떼어 왔다. 그런데 이제는 분열을 멈추고 있는 세포로도 클론을 만들 수 있게 된 것이다. 어찌되었든 그것을 치료에 활용한다는 것은 좋은 아이디어다.

클론은 원래 정보도 가지고 있나요? 소설 〈링〉을 보면 마사코의 클론이 생기잖아요. 그렇게 기억도 복제할 수 있나요? 예를 들어서 뇌세포의 클론을 하나하나 만들어 나가면 복제가 가능할까요?

그러니까 세포를 하나하나 만들어서 다 모은다는 건가? 글쎄, 어떨까……(웃음). 현재는 신경세포를 수정란에 넣고, 그것을 다시 산모의 뱃속에 넣어서 아기를 낳는 방법 정도밖에 없는데, 글쎄, 어떨까…… 인공자궁이라…….

7 | 암기 자체는 생명의 목적이 될 수 없다

유전자밖에 복제할 수 없나요? 정보는 클론이 되지 않나요?

기억을 옮긴다는 건가? 그건 불가능할 것 같은데.

획득 형질의 유전에 대해서 생각해 보면 안 될 것 같다는 생각이 드는데요.

예를 들면 자네는 내 이름을 '이케가야 유지'라고 기억하고 있겠지. 그런데 그런 인식이 유전자에 적혀 있었던 것은 아니잖아. 태어나기 전부터 나를 알고 있던 것은 아니니까. 이런 기억을 유전자로 이식할 수 있느냐, 라는 이야기인데, 글쎄, 유전자에는 불가능하지만 유전자가 아니라면 어쩌면 가능할지도 몰라. 실제로 하등한 동물이라면 이미 기억 이식 실험이 실시된 적이 있다.

그 실험에서는 금붕어를 사용했는데, 양동이에 금붕어를 넣어 두고 그 위로 공을 떨어뜨린다. 공을 떨어뜨리면 금붕어가 무서워서 피할 것이다. 당연히 공의 반대쪽으로 피하겠지. '퐁당' 소리가 들리면 신경이 몸의 반대쪽 근육을 획 당긴다. 그러면 귀 반대쪽의 근육이 수축하니까 공이 떨어진 자리 반대편으로 도망치게 된다. 이른바 반사라는 것이다.

하지만 공을 여러 번 계속 떨어뜨리면, '이제 보니 이 공은 무서운 게 아니네' 하면서 금붕어도 더 이상 도망치지 않게 된다. 이것이 결국 기억인 셈이지. '공은 안전하다'라는 기억.

이 신경구조는 잘 알려져 있다. 뇌의 어디가 어떻게 작용해서 기억이 되는 것인지가 밝혀져 있다는 말이다. 그래서 그 부위를 인공적으로 자극하자 기억을 이식할 수 있었다고 한다. 공이 떨어져도 무섭지 않다는 것을 모르는 금붕어(즉 공을 무서워하는 금붕어)를 미리 자극해서 기억을 심어 놓으니까 공이 떨어져도 처음부터 도망치지 않았다. 기억이 이식된 것이지. 그런 실험이라면 이미 성공한 적이 있다.

하지만 공에 맞는다면 역시 '무섭다'고 느끼지 않을까요?

맞으면 어떻게 될까? 방금 소개한 실험에서는 '퐁당' 하는 물소리뿐이었지. 소리와 회피 신경에 대해서는 그런 실험이 있었는데. 그런데 만약 소리 외에 다양한 종류의 기억을 이식할 수 있다면 너희도 시험 때문에 고생하지 않아도 되겠지. 시험에 필요한 지식이라면 뭐든지 보건실에서 척척 이식받아서 하면 될테니…… 그러면 오죽 좋을까.

학습하는 과정을 겪으면서 배우는 것 아닙니까? 그런데 지금 말씀하신 것처럼 기억을 이식한다면 '학습' 자체를 배울 수 없게 되지 않을까요?

응, 그래. 그건 곤란하겠지. 어쨌든 학습하는 습관을 들인다거나 학습방식, 학습을 통해 얻는 성취감 같은 것은 반드시 배워 둘 필요가 있다고 본다.

등학교 과정 정도의 지식이라면 이식해도 괜찮다고 봐요. 기적인 지식은 제쳐 놓고라도 단순한 암기 사항이라면 전부 이식하는 것도 좋을 것 같아요.

그래, 이를테면 구구단이나 연호 같은 것 말이지. 그런 것은 학습 자극장치를 통해 통째로 암기해 버리면 좋을 거야. 괜히 고생할 필요 없잖아(웃음).

뭐든지 이식해 버린다면 컴퓨터가 쓸모없게 되지 않을까요?

그렇겠지. 아, 하지만 인간의 뇌가 컴퓨터처럼 된다는 말은 아니야. 개성이 드러나야겠지. 기억하는 것보다 기억한 것을 어떻게 응용하느냐가 더 중요하지 않을까.

그냥 자기만족으로 그치겠군요.

그냥 기억하기만 할 뿐이라면 그렇겠지. 그 말이 맞다. 아무리 많은 것을 기억해도 활용하지 못한다면 무슨 소용이겠어. 원주율을 4만 단위까지 암기했다고 자랑하는 것과 마찬가지지. 아, 물론 원주율 암기 경쟁이 쓸모없다는 말은 아니야. 다만 그런 것은 자기만족일 뿐이라는 것이지. 취미라면 괜찮아. 하지만 암기 자체는 목적이 될 수 없어.

활용을 하지 못하면 그렇다시는 거죠?

그래, 어떻게 활용할 것이냐가 중요해.

새로운 것을 만든다거나.

그래, 창조가 중요해.

8 ▌ 세포는 안쪽이 마이너스, 바깥쪽이 플러스

앞에서 신경은 전기를 이용해서 정보를 주고받으며, 그 전기의 실체는 컴퓨터와 같은 '전자'가 아니라 '이온'이라고 했다.

이쯤에서 조금 어려운 분자 이야기를 해야겠는데, 도저히 피해 갈 수 없는 문제니까 차분하게 이야기해 보자.

이온은 세상에 넘쳐날 정도로 존재하지만, 신경세포는 정말 제한된 이온밖에 이용하지 않는다. 그 이온은 무엇인지 짐작이 가나?

수소이온 아닌가요?

수소이온은 신경세포의 전기로는 거의 사용되지 않아. 게다가 수소이온은 '산성'의 바탕이 되므로 다루기가 조금 힘들다. 아, 하지만 미토콘드리아가 ATP(아데노신3인산)를 만들 때는 수소이온을 사용하지.

신경에게 가장 중요한 이온은 '나트륨'이다. 왜 나트륨이온이 중요한지는 아직 완전히 밝혀지지 않았다. 하지만 아마 생명이 탄생할 때 나트륨이온이 주변에 가득 차 있었을 것이다. 생명은 바다에서 탄생했다고 하는데, 그때 가장 이용하기 쉬운 것이 나트륨이온이었겠지.

그 점을 생각하면 금방 알 수 있겠지만, 신경세포는 소금(NaCl) 속의 'Na'가 아닌 부분, 즉 염소이온 'Cl'도 사용하고 있다. 그리고 나머지 하나는 칼륨이온이다. 신경세포는 그 세 가지를 대량으로 사용하며, 그것을 잘 조합해서 '전기'를 일으키고 있는 것이다.

칼륨이라면 포타슘⋯⋯?

응, 포타슘이 곧 'K', 즉 칼륨이다.

세포는 세포막에 둘러싸여 있는데, 그 세포막이 세포의 안과 밖을 명확하게 가르고 있다그림50. 신경세포 역시 기본구조는 보통 세포와 같다. 다만 가느다란 돌기가 나와 있는 것이 다를 뿐이지.

그런데 칼륨이온의 양은 세포 안과 밖이 전혀 다르다. 신경세포만 그런 것은 아니지만, 안쪽이 수십 배나 더 많다. 이것이 중요한 점이다.

하이퍼토닉은…….

하이퍼토닉(고장액高張液, 농도 차이가 나는 두 용액이 반투막을 사이에 두고 있을 때, 삼투압이 높은 쪽의 용액 – 옮긴이)…… 아, 그 점이 마음에 걸렸나 보군. 세포가 삼투압으로 파열하지 않도록 바깥쪽에 나트륨이온이나 염소이온이 많아서 안팎이 균형 잡혀 있다. 즉 이온이 전체적으로 균형이 잡혀 있어서 쉽게 파괴되지 않게 되어 있다.

지금은 다른 이온은 잠깐 무시하기로 하고 포타슘(K+)만 생각하자. 칼륨이온 말이다. 이야기를 아주 간략하게 하기 위해서, 물이 채워진 수조가 있다고 가정하자그림51. 한가운데 '세포막'을 쳐서 수조를 좌우로 나눈다. 이 막은 물을 통과시키지 않는, 방수처리가 된 것이지. 그리고 수조 왼쪽에만 칼륨이온을 넣었다고 해보자. 즉 세포 안쪽인 셈이지. 실제로는 칼륨이온만 넣는 것은 불가능하니까 실험에서는 염화칼륨(KCl)을 녹였다고 가정하자.

무슨 이유인지는 모르지만, 칼륨이온은 세포막을 척척 통과한다. 다른 이온은 거의 지나갈 수 없는데 말이야. 이 수조도 그런 상태라고 생각하자. 물은 오갈 수 없다. 칼륨이온만 자유롭게 오갈 수 있는 상태지. 그럼 어떻게 될까?

안쪽의 밀도가 높아져요.

왼쪽(=안쪽) 칼륨이온의 농도가 높다. 그렇다면 어떻게 될까? 물론 균등해지려고 하겠지. 하지만 이 막은 K+밖에 통과하지 못한다. 자, 어떻게 될까?

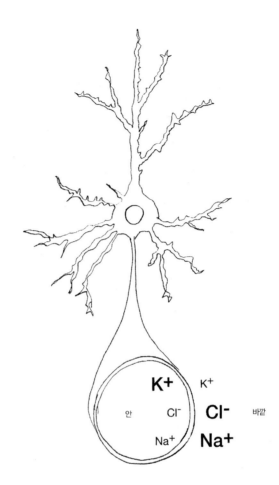

그림50 신경세포의 안과 밖은 이온 분포가 다르다

칼륨이온(K+)은 세포 안쪽에 많고, 나트륨이온(Na+), 염소이온(Cl-)은 세포 바깥에 많다.

(이미지 내 표기) K+   K+   안   Cl-   Cl-   바깥   Na+   Na+

이온 밸런스가 필요한 만큼 오른쪽으로 이동하겠지요.

그렇다. 다시 한 번 정리하자면, 먼저 농도가 다르니까 칼륨이온은 오른쪽, 즉 세포 바깥쪽으로 가려고 하겠지. 오른쪽(=바깥쪽)으로 K+가 점점 옮겨가서 최종적으로는 농도가 일정해질 것이다. 하지만 실제로는 그렇게 되지 않는다. 농도라는 관점에서만 보면 물론 농도가 똑같아질 때까지 이동하게 되겠지만, 칼륨이온이 오른쪽(=바깥쪽)으로 이동할수록 왼쪽(=안쪽)의 전위가 마이너스가 돼 버리는 거야.

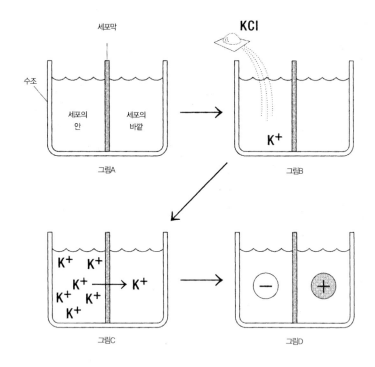

그림51 수조를 모델로 한 세포막의 모식도

그림A 세포막(K+만을 통과시킨다)으로 나뉘어진 수조. 왼쪽이 세포 안쪽, 오른쪽이 세포 밖이라는 설정.
그림B 왼쪽(=안쪽)에만 KCI을 추가하면 무슨 일이 일어날까?
그림C K+는 적당한 균형을 유지하려고 오른쪽으로 이동한다. 그러면.
그림D K+는 플러스 전하를 띠므로, 이동한 만큼 왼쪽이 마이너스, 오른쪽이 플러스로 분극된다.

왜냐하면 칼륨이온은 플러스 전하를 가지고 있는데, 그것이 줄어들기 때문이지. 반면에 오른쪽(=바깥쪽)은 플러스가 계속 들어오니까 전체가 플러스 전하를 띠게 되지. 그러면 칼륨이온은 점차 이동하기가 어렵게 된다. 왜냐하면 플러스와 플러스끼리는 반발하니까. 즉 농도로 보자면 오른쪽(=바깥쪽)으로 가고 싶지만, 플러스 전기가 방해해서 갈 수가 없게 된다.

즉, 농도로 보자면 K+는 가능하면 오른쪽(=바깥쪽)으로 가고 싶어

한다. 하지만 전하(플러스/마이너스)로 보자면 K+는 가능하면 왼쪽(=안쪽)으로 가고 싶어 한다. 세포는 늘 이런 상태에 있는 것이다. K+는 안쪽에 많고 바깥쪽에는 적다.

농도가 다르다는 것은 결국 안과 밖에서 플러스와 마이너스의 차이가 있다는 것이다. 자연스럽게 전위차가 생긴다는 말이지. 세상의 모든 세포는 안쪽이 마이너스, 바깥쪽이 플러스로 되어 있다.

어느 정도나 마이너스냐 하면, 일반 세포는 안쪽이 마이너스 90밀리볼트 정도다. 신경세포는 이 마이너스의 강도가 조금 약해서, 마이너스의 강도가 약한 것을 '얕다'고 표현하는데, 전위가 조금 낮아서 마이너스 60에서 마이너스 70밀리볼트 정도의 차이다. 아무튼 세포는 모두 안쪽이 전위가 낮다. 여기까지가 기초적으로 필요한 지식이다.

자, 그럼 거기에서 무슨 일이 일어날까. 다음 등장인물은 나트륨이 온이다.

신경세포는 다른 세포와 달리 세포막에 나트륨이온이 지나가는 구멍을 많이 가지고 있다. 그것을 보여 주는 것이 그림52다. 위쪽에서 비스듬히 내려다본 모습인데, 옆에 퍼져 있는 것이 세포막으로 위쪽이 세포 밖이고 아래 이 안이다.

중심에 구멍이 있는 게 보이지? 구멍 속이 터널처럼 되어 있고 세포막을 관통하고 있는데 그곳으로 나트륨이온이 지나간다. 이 터널은 아주 거대한 단백질로 되어 있다. 잘 보면 터널이 울퉁불퉁한데, 한 개, 두 개, 세 개, 네 개, 커다란 산이 네 개 보이지? 이 네 개의 유닛이 원형으로 모여 있고, 그 중심에 구멍이 있는 거야. 전부 합치면 분자량이 20만이나 된다. 20만 돌턴. 굉장히 크지.

여러분은 화학시간에 분자량 100이나 200짜리 정도를 배우면서 쩔쩔매지만, 나트륨 터널은 무려 20만이나 된다. 그런 구멍이 신경세포에 수없이 뚫려 있다. 신경세포는 나트륨을 통과시키는 구멍을 가지고 있으며 이것이 다른 세포와 다른 점이다.

세포 안쪽은 마이너스였지? 하지만 나트륨을 통과시키는 구멍이 뚫려 있고, 나트륨이온이 세포 바깥쪽에 아주 많으니까, 밖에서 와락 몰려들어 오겠지. 그러면 어떻게 될까? 애초에 안쪽이 마이너스였는데 플러스 이온이 들어오니까 희석이 돼서 구멍이 뚫려 있는 부분은 플러스와 마이너스의 차이가 줄어들게 된다. 즉 이온 균형이 무너지는 거지.

다시 한 번 말하면, 신경세포에는 나트륨이온을 통과시키는 구멍이 있기 때문에 그 구멍 바로 밑에서는 마이너스의 강도가 약하다. 이것

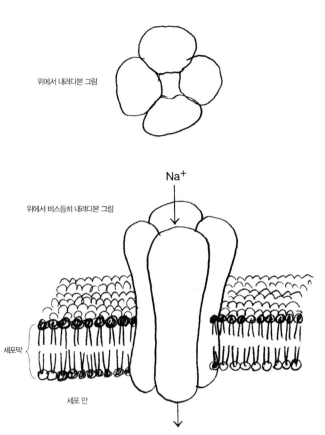

위에서 내려다본 그림

Na+

위에서 비스듬히 내려다본 그림

세포막

세포 안

그림52 **나트륨이온을 통과시키는 구멍**
신경세포는 다른 세포와 달리 세포막에 나트륨이온(Na+)을 통과시키는 구멍(채널)을 가지고 있다.

이 신경구조의 핵심 가운데 첫 번째다.

두 번째는 이 나트륨이온 구멍이 늘 열려 있는 것은 아니라는 것이다. 이 구멍은 어느 순간에만 열리는데, 바로 세포 안팎의 플러스와 마이너스의 차이가 조금 약화되었을 때다. 플러스와 마이너스의 차이는 언제나 일정한 것이 아니라 종종 균형이 무너진다. 그 이유는 나중에 다시 이야기하겠다.

지금 중요한 것은 그 차이가 작아졌을 때 나트륨이온 구멍이 열린

다는 것이다. 그러면 나트륨이온이 와락 들어오겠지. 그럼 어떤 일이
벌어질까? 전위차가 사라지면서 점점 더 약해지는 과정이 촉진된다.
전기 균형이 깨지면 세포막에 구멍이 더 열려서 나트륨이 흘러 들어오
게 되므로 이 플러스·마이너스의 전위차는 더욱 줄어드는 것이다.

구멍에는 그것을 감지하는 센서가 달려 있다. 이 구멍을 '채널'이라
고 하는데, 채널에는 전위차를 느끼는 센서가 달려 있어서 전위차가
줄어들었구나, 하고 감지하면 채널을 여는 것이다. 즉 문을 열어서 나
트륨이온을 빠르게 통과시킨다.

구멍은 세포막 도처에 있지만, 평소에는 전부 닫혀 있다. 일종의 휴
식상태에 있는 셈이지. 하지만 세포 어딘가에서 전위가 국부적으로
무너지면 그곳의 구멍이 활짝 열린다. 그러면 그 전위는 더 무너져서
심한 상태가 된다. 이것이 두 번째 핵심이다.

세 번째 핵심은 그 뒤 어떻게 되느냐라는 것이다. 전위 붕괴가 그
정도까지 심해지면 이번에는 바로 옆 자리의 채널도 '아, 무너지고 있
구나' 하고 감지하게 되고 그곳 역시 구멍을 연다. 그래서 이곳으로도
나트륨이온이 들어온다. 그러면 역시 전위가 무너지니까 다시 그 옆
의 채널도 열리고 만다. 결국 이온 흐름이라는 파도가 세포막을 타고
연쇄반응으로 전해져 가는 것이다. 마치 한 집에 불이 나면 옆집, 또
그 옆집으로 계속 번져가는 것처럼 말이지.

흥미로운 것은 이 채널이 열려 있는 시간이 아주 짧다는 것이다.
1,000분의 1초 정도밖에 열리지 않는다. 팍, 열렸다가 순간적으로 닫
힌다. 즉 나란히 붙어 있는 채널이 잇달아 열리고 잇달아 닫힌다. 이
렇게 해서 나트륨이온이 흐르는 자리가 신경선유를 타고 돌기 끝까지
전해져 가는 것이다. 이것이 신경 활동의 실체다.

잠깐 동영상을 보면 이미지를 쉽게 그릴 수 있을 것이다.

이 영상인데(http://www.mssm.edu/cnic/modeling.html 두 번째 행의 'simulated change……' 라고 되어 있는 화상을 클릭), 신경세포가 딱 하나만 보이지? 왼쪽 아래 부분이 세포체다. 녹색 부분이 정상적인 전위차 부분이고 붉은 부분이 전위차가 적은 곳이다. 즉 나트륨이온이 흐르고 있는 곳이지. 그럼 시작해 볼까?

어때, 알겠어? 지금 화면 왼쪽 아래에서 위를 향해 움직였지?…… 다시 한 번 보여 줄까? 세포체에서 시작해서 돌기 끝으로, 나트륨이온이 안쪽으로 들어가는 위치가 옮겨 가고 있잖아. 이렇게 해서 전기가 신경 구석구석까지 전해지는 것이다. 이 동영상은 이해를 돕기 위해 느린 속도로 움직인 것이지만, 실제 전위쪽이동은 엄청나게 빠르다. 아주 빠른 경우에는 고속전철 속도 정도는 된다.

나트륨이온은 세포 밖에서 들어오는 거네요.

그래.

어떻게 밖에서 들어온 물질이 정보를 나를 수 있을까요?

나트륨이온 자체는 정보가 아니다. 나트륨이온이 안쪽으로 들어옴으로써 안과 밖의 전위차가 줄어드는 것은 알겠지? 그 전위차가 줄어드는 것, 그것이 정보인 거야. 전위차가 줄어드는 부분이 조금씩 옆으로 마치 눈사태처럼 전해져 가는데, 그것이 바로 정보의 이동이 되는 것이다. 하지만 나트륨이온 자체는 그냥 그 자리에서 세포 속으로 들어간 것뿐이다.

나트륨이온은 재활용을 해서, 세포 속에 들어가자마자 다시 밖으로 나온다. 밖으로 내보내는 펌프가 있어서 안과 밖을 오가는 것이다. 즉 나트륨이온은 신경세포를 타고 움직이는 것이 아니라 안과 밖을 그 자리에서 왔다 갔다 하고 있을 뿐이다. 이를테면 도미노 같은 거야. 도미노 자체는 이동하지 않지만, 넘어지는 자리는 주욱 움직이잖아.

전선의 전류 속에 있는 전자를 생각하는 사람은 아무래도 나트륨이온 자체가 신경세포를 타고 서서히 이동하는 것처럼 착각하기 쉽지만, 실제로 이동하는 것은 아니고 전위차가 약해진 장소가 움직여가는 것이다. 파도와 비슷한 방식이지. 물 분자는 그 자리에서 상하로 움직일 뿐이잖아.

그럼 여기서 이름 하나를 기억해 두자. 신경세포 선유를 타고 가는, '전위차가 무너진 장소'를 '스파이크'라고 한다. 혹은 '활동전위'라고도 한다. 전위가 움직이는 상태로 활동하니까.

즉, 신경 네트워크 속에서는 '스파이크'가 여기저기 뛰어다니며 정보를 주고받는다는 것이다. 신경신호의 실체는 '전기의 움직임'이고, 또 그 전기의 실체는 '나트륨이온의 파도'인 것이다. 이것이 세 번째 핵심이다.

10 ┃ 신경세포들 사이의 틈새

신경세포는 신경선유를 통해서 서로 연결되어 네트워크(신경회로)를 형성하고 있다. 하지만 세포 한 개 한 개가 실제로 연결되어 있는 것은 아니며, 물리적으로는 떨어져 있다. 신경뿐만 아니라 몸의 세포는 모두 그렇다. 그래서 한 개, 두 개, 세 개 헤아릴 수가 있는 것이다. 근육 같은 특수한 것은 연결되어 있기도 하지만 그것은 예외로, 보통 세포는 모두 떨어져 있다. 따라서 신경세포도 서로 떨어져 있다.

신경세포에는 많은 돌기가 뻗어 나와 있는데, 앞의 사진그림4에서 본 것처럼, 언뜻 그 선유가 옆 세포와 얽힌 상태로 연결되어 있는 것처럼 보이기도 한다. 하지만 확대해 보면 선유와 선유사이에는 틈새가 있다그림53. 신경선유와 신경선유가 아무리 근접해 있는 것처럼 보여도 역시 틈새가 있는 것이다. 극단적으로 좁은 자리에서 신경세포끼리 정보를 주고받는 것인데, 그 자리를 특별히 '시냅스'라고 한다. 이는 정보를 교환할 수 있는 자리, 즉 신경끼리 대화를 하는 자리다.

시냅스는 굉장히 많아서, 신경세포 하나에 1만 개 정도로, 신경 돌기 위에 무수하게 존재하고 있는 것이다. 이러한 시냅스를 향해 전기 정보가 흘러간다. 즉 나트륨이온 전위차의 흐름이 전해져 가는 것이다. 신경과 신경의 거리, 즉 시냅스 틈새는 굉장히 좁아서 1밀리미터의 5만 분의 1, 즉 20나노미터다. 하지만 이렇게 좁아도 틈새는 틈새니까 물론 전기가 통하지는 않는다.

그럼 어떻게 연락할까? 정보를 다른 세포에게 전달해야 하니까 연락을 하긴 해야겠지. 활동전위(스파이크)가 거기까지 전해졌으니 다음 세포에게 그 정보를 전달해야 한다. 그렇지 않으면 정보로서의 의미

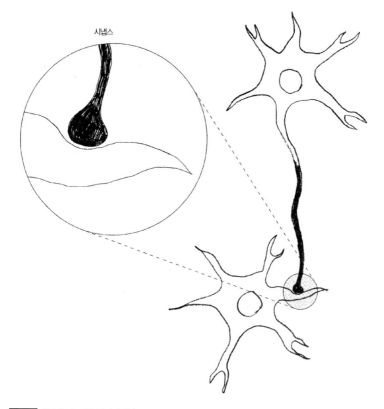

시냅스

그림53 신경세포는 서로 떨어져 있다
신경세포가 네트워크를 이루고 있어도 신경선유와 신경선유 사이에는 틈이 있다.
그 틈이 극단적으로 좁아진 곳(시냅스)에서 정보를 주고받는다.

가 없기 때문이다. 하지만 유감스럽게도 앞에는 틈새가 있고, 아무리 폭이 좁아도 아무 것도 없는데 전기가 전달될 리는 없다. 활동전위가 전달되지 못하는 것이다.

신경선유가 전달해 주지 않습니까?

아니, 신경선유는 스파이크(활동전위)가 전해지는 장소를 말하는 것으로 한 개의 세포다. 하나의 세포 속에서는 스파이크가 구석구석 전해지지만, 이웃한 신경세포의 선유하고는 독립된 존재다. 얽혀 있기는 하지만 물리적으로는 틈새가 벌어져 있다. 그 틈새 사이에서 어떻게 정보를 주고받느냐가 문제다.

파발꾼(스파이크)이 편지(전위차)를 들고 도로(신경섬유)를 달려가는데 갑자기 눈앞에 강(시냅스)이 나타나서 오도 가도 못하는 형국과 같다. 그렇다면 어쩔 수 없이 전기가 아닌 다른 방법을 취하는 수밖에 없겠지.

11 ┃ 시냅스가 신경전달물질을 다음 세포에 방출한다

전기는 도저히 틈새를 건 가지 못한다. 멈출 수밖에 없지. 그래서 특정한 물질을 내보내는데, 실제로 시냅스에는 그런 장치가 갖추어져 있다.

시냅스는 틈새를 말하는 겁니까?

시냅스란 틈새와 물질 방출 장치를 모두 포함한 전체를 가리키는 것이다. 즉 신경선유와 신경선유가 근접해 있는 주변을 모두 지칭한다.

그림54를 보면, 위쪽에서 나트륨 신호가 흘러오면 스파이크가 온다. 아래쪽이 상대, 즉 정보를 보내야 할 대상이다. 위쪽이 보내는 쪽이고 오른쪽이 받는 쪽인데, 그 둘 사이에는 틈새가 존재한다. 이 사이에서는 전기가 건 갈 수 없으니까 아까 말한 것처럼 물질을 주고받는 것으로 방식을 바꾸는 것이다.

그림에 주머니 같은 것들이 보이지? 이 안에 물질이 가득 들어 있다. 즉 여기에 활동전위(스파이크)가 오면 그 물질이 방출되는 것이다. 주머니에 들어 있던 것이 확, 나온다. 그렇게 터져 나온 물질은 신경이 정보로 전달하기 위해서 이용하는 물질이라고 해서 '신경전달물질'이라고 한다. 신경전달물질에는 여러 종류가 있는데, 그것들 가운데 몇 가지는 들어 본 적이 있을지도 모르겠군.

분자 수준의 물질인가요?

그래, 분자 수준이다. 대체로 분자량 100이나 200의 비교적 가벼운 물질이 들어 있다.

포도당……?

물론 신경은 포도당을 사용한다. 하지만 영양을 목적으로 사용하는

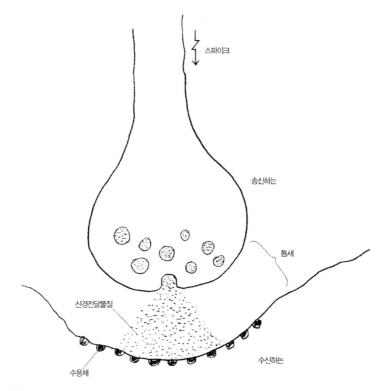

그림54 신경세포의 틈새(시냅스)에서 어떻게 정보를 전달할까?

활동전위(스파이크)가 오면 그림의 동그란 봉지에 들어 있던 '신경전달물질'이 방출된다. 신경세포는 절연체여서 전기가 통하지 않는다. 정보를 전하기 위하여 전기 신호가 아니라 물질이 오가는 구조.

것이지 신경전달물질로 사용하는 것은 아니다.

'도파민'이라고 들어 본 적 있나? 그럼 '세로토닌'은 들어 봤어?

음, 그럼 '아드레날린'은? 어쨌든 그런 이름이 붙은 물질이 시냅스 주머니 속에 들어 있다.

주머니 하나에 수천 개, 많을 때는 1만 개 정도나 가득 차 있는데 스파이크가 오면 확, 방출된다. 그리고 상대편 신경이 그 물질을 받아들이는 것이다.

이 경우, 어느 신경세포에서 온 물질이냐 하는 것도 관계가 있나요?

관계가 있지. 어느 신경세포에서 왔느냐 하는 것은 어떤 신경전달물질을 사용하느냐 하는 것과 밀접하게 연관되어 있다. 신경전달물질은 현재 알려진 것만 해도 약 100종 정도 된다. 하나의 신경세포는 정해진 한 종류(경우에 따라서는 두세 종)의 신경전달물질만 사용하는데, 이를테면 아드레날린을 사용하는 신경세포는 아드레날린만 내보내는 것이다. 따라서 받는 쪽에서도 그 물질이 어디에서 온 것인지 대강 알 수 있는 것이지.

하지만 신경세포는 너무나 많아서, 어디서 온 아드레날린인지 파악하기가 어렵지 않나요?

그렇지. 그것을 설명하기 시작하면 굉장히 복잡해지는데, 결국 시냅스는 어느 물질이 어디에서 왔느냐 하는 것과 관계가 깊다.

각 신경전달물질은 뇌의 어디에서 오는가, 그리고 신경의 어디에서 시냅스를 만드는가에 관한 법칙을 갖고 있다. 대개는 정해져 있다는 것이다. 다만 그게 꼭 엄밀한 것은 아니다. 뇌 구조는 본래 그다지 확정적이지 않고 애매하게 만들어져 있는 부분이 많다. 이것이 바로 뇌가 뇌다울 수 있는 요소 가운데 하나일 것이다.

그것도 아주 불확실한 요소인 거지요.

그래, 불확실한 요소 가운데 하나다. 지금 신경구조에 대해서 이렇게 상세하게 설명하는 까닭은 '퍼지(fuzzy)'의 기원에 대해서 생각해보기 위해서다. 지금 자네가 지적한 '불확실함'은 구조로서의 애매함이고, 흥미롭게도 뇌는 구조뿐만 아니라 기능 또한 애매하다.

인간의 기억이나 사고가 이렇게 애매한 것은 무슨 까닭일까? 원인이 뭘까? 그 답은 시냅스에 있다. 아까 내가 '스파이크가 오면 물질이 방출된다'고 당연하다는 듯이 말했지? 그런데 이 방출은 '확률적'인 것이다. 즉 스파이크가 온다고 해서 꼭 방출되는 것이 아니라 확률로 정해지는 것이다. 따라서 어떤 때는 방출되기도 하고 어떤 때는 방출되지 않는 등 경우에 따라 달라질 수 있다. 더구나 그 확률이 시냅스에 따라 다르다.

예를 들면 근육을 관장하는 운동계 시냅스가 있는데, 이것은 아주 확률이 높아서 거의 100% 방출된다. 그 까닭은 근육을 움직이려고 생각할 때, 움직이지 않을 확률이 크면 곤란하기 때문이지. 따라서 근육을 움직이는 신경은 스파이크가 오면 반드시 전달물질이 나오게 되어 있다. 목적에 부합하는 구조를 가지고 있는 셈이지.

하지만 대뇌 세포 같은 경우는 그 확률이 매우 낮아서, 경우에 따라서는 전달물질의 방출이 20% 정도밖에 일어나지 않는 시냅스도 있다.

그래서 기억해 내려고 자꾸 애를 쓰게 되는 거군요.

누구나 종종 그러지.

지금 나는 스파이크 하나만 놓고 이야기하고 있지만, 스파이크 몇 개가 연발로 올 때도 있다. 두 개가 오면 두 발째는 확률이 높아진다든가, 세 발이 오면 겨우 방출된다든가, 역으로 두 발이 오면 두 발째는 방출되기 어려워진다든가, 그런 식으로 시간이 확률에 영향을 미치는 시냅스도 많다. 물론 뇌의 부위에 따라, 세포 하나하나의 개성에 따라 다 다르다. 그래서 오히려 조사해 볼 만한 가치가 있다는 얘기지.

아무튼 그렇게 아주 복잡한 시냅스가 많이 모여서 생긴 것이 뇌다.

뇌 속의 시냅스는 몇 개나 될지 상상이 가나? 한 학설에 따르면 신경세포의 수는 1,000억 개라고 한다. 대뇌피질만 해도 140억 개 정도된다. 하지만 도대체 1,000억 개가 어느 정도나 되는 걸까? 예를 들어요새 세계 인구를 다 합쳐도 60억 명밖에 안 돼. 그런데 한 사람이 1,000억 개의 신경세포를 가지고 있다. 지구 10개의 인구보다 많은 수를 가진 것, 그것이 바로 신경세포다. 그 신경세포 하나하나마다 시냅스를 1만 개씩 만들고 있는 셈이다. 그럼 1,000억 곱하기 1만은? 아주많아서 시냅스의 총 수를 헤아리는 것은 거의 불가능하다.

이루 다 헤아릴 수 없을 정도로 많은 시냅스가 있는데 또 그 하나하나마다 개성이 있다는 것이다. 따라서 과학자들도 무슨 일이 일어나고 있는지 잘 몰라. 솔직히 말해서 두 손 두 발 다 든 셈이지.

그 많은 시냅스 속으로 전달물질이 움직이는데, 무엇이 어디로 가는지 무슨 수로 압니까?

그렇다. 아, 말이 나온 김에 시냅스에 대해서 조금 더 상세하게 설명해볼까? 방출된 물질이 어디로 가느냐 하는 문제는 나중에 다시 설명하기로 하고, 그럼 어떻게 해서 다음 세포에 전달될까? 물질이 방출되는 것만으로는 아무 일도 일어나지 않는다. 받는 쪽에서 그 전언을 받아들이지 않으면 말이야. 그러니까 어떤 센서가 없으면 안 되겠지. 센서는 어떻게 되어 있을 것 같나?

센서를 그림으로 볼까**그림55**? 다음 그림은 받는 쪽 신경세포의 세포막 위에 센서를 확대해 본 것이다. 아까 보았던, 나트륨이온을 관통하는 구멍과 비슷하지? 다만 이 구멍은 다섯 개의 유닛으로 이루어져 있고, 한가운데 구멍이 뚫려 있다. 분자량은 대체로 29만 정도지.

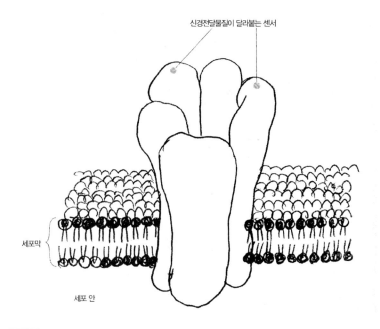

신경전달물질이 달라붙는 센서

세포막

세포 안

그림55 받아들이는 쪽의 세포막에 있는 센서
다섯 개 유닛으로 이루어지며, 신경전달물질이 오면 한가운데의 구멍이 열린다.

다만 아까 이 나트륨을 통과하는 이온의 채널(구멍)은 센서가 전위
차에 반응하게 되어 있어서, 전위가 무너졌을 때 열린다고 했다. 하지
만 여기에서는 그게 아니라 신경전달물질이 왔을 때 열리게 되어 있
다. 전위하고는 관계가 없어.

정보를 보내는 측에서 신경전달물질이 수천에서 1만 개 정도 와락
방출되어 보내져 오는데, 이 다섯 개의 유닛 가운데 두 개에 신경전달
물질이 달라붙으면 가운데 구멍이 활짝 열린다. 이곳을 지나가는 이
온도 역시 나트륨이다.

전위차가 달라지겠군요.

그렇다. 이 나트륨이온이 들어오면 받는 쪽에서는 물질신호가 전기신호로 회복되겠지.

스파이크가 오면 신경전달물질이 시냅스 사이로 방출된다. 받는 쪽의 안테나를 '수용체'라고 하는데, 전달물질이 이 수용체에 전해지면서 다시 전기로 돌아간다. 전기신호가 화학신호로 변했다가 다시 전기신호로 돌아가는 것이지. 이런 과정을 맡는 것이 시냅스다.

이 복잡한 공정을 시냅스는 단 1,000분의 1초 안에 해낸다. 굉장히 빠른 속도지.

1,000분의 1초에 하기도 하고 안 하기도 하고…….

그래, 하기도 하고 안 하기도 한다. 게으른 시냅스는 종종 꼼짝도 안 한다.

어떤 신경전달물질이 왔느냐 하는 정보는 전기신호로 변한 시점에서 벌써 사라져 버립니까?

좋은 질문이다. 신경전달물질에 따라 흐르는 이온이 다르다.

13 ┃ 나트륨이온은 액셀, 염소이온은 브레이크

뇌 속에서 가장 흔히 사용되는 신경전달물질은 '글루타민산' 이라는 아미노산이다. 이것이 나트륨 신호를 만든다. 그런데 여기서 한 가지 더 기억했으면 하는 것이 'γ(감마)아미노 부티르산' 이라는 것이다. 보통 '가바(GABA)' 라고 부르는 물질이다. 글루타민산과 GABA는 뇌의 거의 전부를 장악하고 있다고 해도 좋을 정도로 중요하다.

글루타민산은 나트륨이온이지만, GABA는 다르다. GABA에는 놀랍게도 염소이온(Cl?)이 흐른다. 염소이온이 흐르면 어떻게 될까? 나트륨이온은 바깥쪽에 많으니까 안쪽을 향해 구멍을 통과했지? 마찬가지로 염소이온도 바깥쪽에 많아서 안쪽으로 흐른다. 하지만 염소이온은 전하가 플러스가 아니라 마이너스다.

전위차가 커지는군요.

그렇지, 전위차가 커져 버린다. 염소이온이 들어오면 받는 쪽의 세포는 전위차가 커지기 때문에 스파이크가 일어나기 힘들게 된다. 왜냐하면 스파이크는 전위차가 작아지면서 생기는 것으로, 전위차가 작아지는 것이 곧 스파이크였잖아. 하지만 염소이온이 흐르면 반대로 전위차가 커지니까 스파이크와 방향이 정반대다. 그래서 GABA가 오면 스파이크가 일어나기 힘들게 된다.

즉 글루타민산과 GABA는 액셀과 브레이크와 같은 것이다. 글루타민산이 액셀이고, GABA가 브레이크지. 이런 식으로 신경세포가 언제 활동하면 좋은지 언제 활동하면 안 되는지를 다음 세포는 시냅스를 통해서 통보받는 것이다.

지금까지 한 이야기를 잠깐 정리해 보면, 제일 먼저 'K+' 에 대해 이야기했지. 칼륨이온은 세포 전체와 관계가 있다. 대단히 넓은 범위의 이야기지. 하지만 지금 말하는 나트륨이나 염소이온은 정말 좁은 영역에 해당한다.

나트륨이온은 아주 조금밖에 들어오지 않는다. 그것이 스파이크다. 들어온 나트륨은 바로 밖으로 내보내진다. 그래서 전체적으로 K+의 이온 균형은 전혀 영향을 받지 않는다고 해도 좋을 정도다.

염소이온도 마찬가지다. 염소이온도 들어오지만 시냅스 부분에만 몰린다. 그래서 전체가 아니라 시냅스 주변에만 브레이크가 걸리는 것이다.

잠깐 그림56을 보면, 이것 역시 신경세포의 일부를 보여 준다. 지난주에 〈네이처 신경과학〉이라는 잡지에 보고된 논문인데, 이 그림은 신경의 선유다. 농도가 짙은 부분이 시냅스인데, 그 중에 글루타민산을 사용하는 시냅스와 GABA를 사용하는 시냅스를 각각 다르게 염색해 표현했다. 엷은 회색이 글루타민산, 짙은 회색이 GABA, 즉 엷은 쪽이 액셀이고 짙은 쪽이 브레이크다. 이런 식으로 하나의 선유 위에 액셀과 브레이크가 혼재되어 있다.

왜 브레이크가 필요하죠? 애초에 정보를 보내지 않으면 될 텐데, 왜 굳이 'Cl'를 보내서 스파이크(활동전위)를 멈춰야 하는 거죠?

그렇게 해야 정보에 다양성이 생기기 때문이지. 이 점에 대해서는 나중에 다시 설명하겠다.

그림A

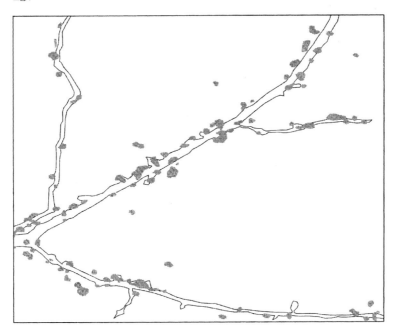

그림B

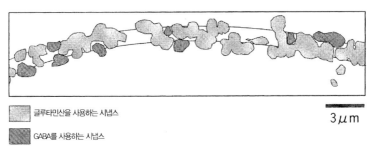

☐ 글루타민산을 사용하는 시냅스

▨ GABA를 사용하는 시냅스

——— 3μm

그림56 글루타민산을 사용하는 시냅스와 GABA를 사용하는 시냅스가 혼재

나무 모양의 신경세포(그림A)에서 신경선유 하나를 확대(그림B). 옅은 회색이 글루타민산을 사용하는 시냅스(액셀 작용). 진한 회색이 GABA를 사용하는 시냅스(브레이크 작용). 하나의 신경선유 위에 액셀과 브레이크가 혼재되어 있다.

Reproduced by permission from Guosong Liu, "Local structural balance and functional interaction of excitatory and inhibitory synapses in hippocampal", p.374, fig. 1(a)(c), in NATURE NEUROSCIENCE, Vol.7 (No.4, April 2004), ©2004 by Guosong Liu.

14 │ 신경세포는 출구와 입구를 가지고 있다

시냅스의 구조를 보면서 알아차린 사람이 있을지도 모르겠지만, 신호를 전하는 방향은 늘 일방통행이다. 주머니가 들어 있는 쪽에서 센서가 있는 쪽으로만 전달된다. 즉, 주머니가 있는 쪽이 항상 보내는 쪽이고 수용체(안테나)가 있는 쪽이 받는 쪽이다.

신경세포에는 회로를 짜기 위한 선유가 많이 뻗어 나와 있는데, 출구 선유와 입구 선유가 따로 있다. 그림57에서 볼 수 있는 것은 대부분 입구 전용이다. 즉 받는쪽, 안테나 쪽이지. 그런데 딱 하나, 출구가 있다.

하나의 신경세포 안에 출구와 입구가 있다는 건가요?

그래, 맞다.

어느 것이나 다 정보를 보내고 있는 것은 아니군요.

보내고 있는 게 아니라, 굵은 것은 전부 받는 쪽이다.

그러니까 가는 쪽이 정보를 내보내서 결국 굵은 쪽으로 가는 것이군요.

그래, 다른 세포로 옮길 때 상대의 굵은 쪽으로 전해지는 것이다. 이런 것을 다른 세포에게 '투사한다' 라고 하는데, 가는 선유는 정보를 보내고 있는 것이다.

잠깐 칠판에 다시 그려 볼까그림58? 신경에는 세포체가 있다. 거기에는 굵은 선유가 많이 뻗어 나와 있는데, 이 굵은 것이 정보의 입구 역할을 한다. 반면 출구 선유는 가늘고 길게 뻗어 나와 있다. 그런데 이 출구 선유는 끄트머리에 가까워지면 많은 갈래로 갈라져서 다른 세포의 굵은 선유에 접근해 있다. 그 틈새, 그것이 바로 시냅스인 셈이지. 물론 이 세포의 굵은 선유도 다른 세포의 가는 선유에서 시냅스를 통해서 입력을 받고 있다. 이렇게 굵은 선유와 가는 선유가 일대일 관계

218

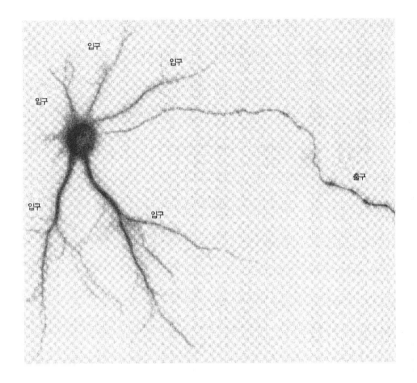

그림57 신경선유의 출구와 입구

시냅스에서는 신호가 일방통행 식으로 전달된다. 신경전달물질 주머니가 있는 쪽이 보내는 쪽, 수용체가 있는
쪽이 받아들이는 쪽이 된다. 신경세포에서는 신경선유가 많이 뻗어 나와 있는데, '출구 전용' 혹은 '입구 전용' 으
로 역할이 나누어져 있다.

제공 : 김정아(도쿄대학 대학원 약학계연구과)

로 짝을 이루고, 전체적으로 커다란 네트워크를 형성하는 것이다. 시
냅스에는 두 종류가 있다고 했는데, '글루타민산' 은 액셀에 해당하고
'GABA' 는 브레이크 역할을 한다.

그리고 스파이크(활동전위)는 출발하는 장소가 정해져 있다. 바로 여
기(그림58의 x)에서 출발하는데, 출구 선유의 뿌리께 부분이다.

신경세포 전체를 하나의 '회의장', 이를 테면 국회의사당 같은 곳이
라고 생각하자. 그 안에는 찬성파(액셀=글루타민산)와 반대파(브레이크

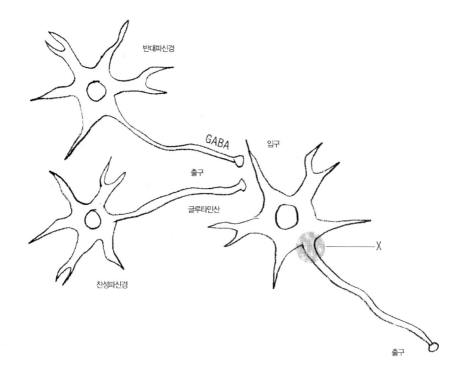

그림58 **스파이크의 출력**
활동전위(스파이크)는 출구 선유의 뿌리께 부분(그림의 X)에서 출발한다. 찬성파(액셀=글루타민산을 사용하는
시냅스)와 반대파(브레이크=GABA를 사용하는 시냅스)가 있는데, 최종적으로 스파이크를 일으킬지 말지(=발화)
는 이 뿌리께 부분에서 결정한다.

=GABA)가 있다. 여당과 야당이라고 하면 되겠지. 그래서 최종적으로
출력을 할지 말지, 즉 스파이크를 일으킬지 말지, 스파이크를 일으키
는 것을 '발화' 라고 하는데, 발화할지 말지를 출구 뿌리께 부분에서
결정하는 것이다.

그때도 확률이 있나요?

찬성 의견이 많으면 발화를 일으키기가 쉽다. 반대쪽의견이 많으면
억제되고.

국회의장 같은 겁니까?

그래, 비유가 멋지군. 이곳이 의장 역할을 한다. 학급으로 치면 반장이겠지. 그런데 이 '회의'는 규모가 아주 크겠지? 의원(시냅스)이 1만 명이나 되니까. 1만 명이 있는데, 그 안에 여당도 있고 야당도 있다. 비율은 반대파(야당)가 훨씬 적어서 전체의 10%나 20% 정도밖에 안 된다. 찬성파(여당)가 대부분이지.

하지만 반대파는 목청이 크고 활동적이다. 즉 염소이온은 많이 흐르므로 수는 적지만 영향력이 크다. 찬성파는 수는 많지만 나트륨이온이 조금밖에 흐르지 않는다. 그래서 균형이 잘 잡혀 있는 것이다.

다 찬성파라면 어떻게 될까? 앞에서 왜 시냅스에 액셀뿐만 아니라 브레이크도 있느냐는 질문도 했지만, 전부 찬성파라면 모든 법안이 늘 '통과' 되어 버릴 것이다. 어떤 법안이든 다 가결되고 말 텐데, 그래서는 곤란하겠지.

실제로 그러한 이유로 생기는 병도 있는데, 바로 발작을 일으키는 간질이다. 반대파가 제대로 활동하지 않는 사람은 모든 신경의 시냅스가 '온(on)' 인 상태가 되어서 경련을 일으키는 것이다.

몸의 일부분을 억제하지 못하는 상태 말인가요?

그렇지. 기본적으로 인간의 행동이라는 것은 늘 억제와 흥분의 균형으로 이루어지고 있다. 예를 들어서 짐을 번쩍 들어올릴 때, 근육에는 '들어' 라는 힘과 '들지 마' 라는 힘이 있는데 '들어' 라는 힘이 더 강하니까 들어올리게 되는 것이다. 들어올리기는 하지만 '들지 마' 라는 힘도 아울러 작용하고 있다. 그렇게 균형이 유지된다.

그 균형을 깨뜨릴 수도 있는데, 그렇게 되면 괴력이 발휘된다. 무거운 중량을 다뤄야 하는 스포츠 종목의 선수는 훈련을 통해서 그 균형을 깨뜨릴 수 있다. 흔히 죽음의 위기 앞에서는 순간적으로 놀라운 괴력을 발휘한다고 하지? 아마 그 순간엔 억제가 없어지기 때문일 거야. 그러면 본래 가지고 있던 힘이 100% 고스란히 드러나는 것이다.

15 '뇌의 애매성'을 미시적으로 보면

시냅스는 컴퓨터처럼 늘 정확하지 않고 상당히 애매하다는 이야기를 했었다. 한치의 오차도 없는 컴퓨터의 정확성에 비하면 시냅스의 정확성은 형편없어서, 정확도가 10의 9승 정도나 낮다고 한다. 컴퓨터가 시냅스보다 아홉 단위나 정확도가 높다는 말이다. '뇌의 애매성'을 미시적으로 본다면 아마도 그렇게 말해야 할 것이다.

그렇다면 아드레날린은 어떤 역할을 하는 겁니까?

아, 좋은 질문인데, 지금 설명하자면 이야기가 좀 복잡해지겠군. 아드레날린이나 도파민, 세로토닌 같은 신경전달물질의 경우, 실은 이것을 받아들이는 센서는 이온을 흘려보내지 않는다. 대신 두 가지 역할을 한다. 하나는 찬성파나 반대파 가운데 어느 한 의 활동을 강화하는 것이다. 즉 간접적으로 시냅스에 영향을 주는 거지. 이를테면 뇌물을 찔러 주는 것처럼.

또 하나는 의장에게 직접 뇌물을 주는 경우다. "지금은 찬성파가 다수이긴 하지만 스파이크 일으키는 것을 중지하라고 말해 주겠소?" 하고 로비를 하는 것이지.

여기서 잠깐 주목할 점이 있는데, 결국 이 의장은 정보(스파이크=활동전위)를 내보낼 것인지, 말 것인지만 결정한다. 스파이크를 일으키면 그 다음은 마지막까지 자동적으로 진행되어 버린다. 일단 일으킨 신호는 중간에 멈출 수가 없다. 출구 선유에는 제어하는 장치가 없기 때문이지.

결국 스파이크를 내보낼 것인지 말 것인지는 신경에게 엄청나게 중요한 결정인 셈이다. 하지만 역으로 말하면, 신경세포는 아주 단순해서 스파이크를 내보낼 것인지 말 것인지만 결정한다. '1'과 '0'이라는 신호. 컴퓨터와 아주 많이 닮았지? 컴퓨터도 '1' 이나 '0' 밖에 없잖아. 그런 점은 컴퓨터와 닮았다. 다만 신경에서는 그 '1' 이나 '0' 의 결정 방식이 애매하다는 것이다.

이상이 현 단계에서 말할 수 있는 신경구조의 전모다. 세세한 내용으로 파고들기 시작하면 한이 없지만, 현재의 뇌 과학이 밝혀 낸 것은 고작 이런 정도다. 왜냐하면 시냅스는 신경의 최소 기능 단위이기 때문이다. 신경을 더 이상 분해해 봐야 기능의 관점에서는 의미가 없다. 따라서 시냅스의 정체가 해명된 지금, 신경은 그 이상도 이하도 아닌 것이 되었다.

16 │ 산산이 분해하면 이해한 것이라고 말할 수 있을까?

이과 전공생들한테는 한 가지 특징이 있는데, 뭔가를 알고자 할 때 열심히 분해를 하고 싶어 한다는 거지. 그 속이 어떻게 생겼을까 하면서 말이야. 여러분 중에도 그렇게 해본 사람이 있을 거야.

역사적으로 봐도 화학자는 물질을 산산이 분해해서 분자를 발견했고, 분자를 알아내자 다음에는 분자는 무엇으로 이루어져 있을까, 하면서 원자를 찾아냈지. 그러자 이번에는 물리학자가 나서서 원자는 무엇으로 이루어져 있는지를 조사해서 원자핵과 전자로 이루어져 있다는 사실을 발견했다. 현대물리학은 더욱 대단해서, 원자핵은 무엇으로 이루어져 있을까, 하면서 양자와 중성자까지 알아냈다. 그리고 지금은 그것을 더 분해해서 쿼크에 다다랐지.

그렇게 쪼개고 또 쪼개 나가다 더 이상 쪼갤 수 없는 지경까지 가서 물질의 본질적인 '요소'를 찾아내야만 이제 뭔가 알았다는 기분이 되는 것이지. 이것이 이과의 특징인지도 모른다. 하지만 정말 그렇게 하면 알아낸 거라고 말할 수 있을까?

신경세포가 이렇게 생겼다는 것은 지금까지의 연구로 상당 부분 알려졌다. 하지만 지금 내가 하고자 하는 얘기는, 신경세포 한 개의 구조를 알았다고 해서 뇌에 대해서 알았다고 말할 수 있느냐, 하는 것이다. 왜냐하면 뇌는 신경세포 하나만으로 기능하는 것이 아니기 때문이지.

신경세포 두 개가 모인 집단 정도라면 파악할 수도 있다. 신경세포가 하나 더 연결된 상태를 생각하면 되겠는데, 두 개 정도까지라면 어떻게 활동하는지 이해할 수 있지.

'삼체문제'라고 혹시 들어 본 적 있나? '뉴턴의 역학방정식'이라는 것이 있다. 가속도가 이러니저러니 하는 것인데, 그것은 아주 만능이어서 다양한 현상을 설명할 수 있지. 던진 물체가 어디 떨어질 것인가 하는 일상적인 현상에서부터 우주의 천체 운행까지 설명할 수 있어. 그런데 그런 뉴턴의 방정식이 아주 간단한 문제는 오히려 설명하지 못한다.

물리 수업에서 배웠을 텐데, '진자 운동'이라고 있지? 물리법칙을 이용하면 학교에서 배운 '진자 테스트 문제' 정도는 완벽하게 설명할 수 있을 것이다. 하지만 진자 끝에 진자를 하나 더 연결해서 흔들면 어떻게 될까?

먼저 있던 진자에 공진하면서 움직이겠죠.

아하하. 그렇게 단순하지 않아. 해보면 알 수 있을 거야. 아주 간단한 실험이니까. 하지만 결과는 아주 복잡해서 예측할 수가 없다. 방정식으로 도저히 풀 수가 없지.

이렇게 '풀 수 없다'는 이야기가 맨 처음 나온 것은 천체 운동에서였다. 지구는 태양의 둘레를 돌고 있지. 이것은 간단히 알 수 있다. 하지만 지구 둘레에는 달이 돌고 있어. 그런데 이 세 개의 천체가 어떻게 운동하는지, 그 전체적인 운동은 예측할 수가 없다. 월식이 몇 년 뒤에 일어날 것인가, 하는 수준이라면 예측할 수 있지만 그래도 수식으로 완벽하게 풀 수는 없어. 이처럼 물체가 두 개일 때는 풀 수 있지만 세 개가 되면 풀 수 없게 되는 것을 '삼체문제'라고 하는 거야.

신경도 이와 비슷해서, 하나일 때는 뭐든지 알 수 있다. 두 개가 되면 가까스로 실험을 할 수 있지. 하지만 세 개가 되면 무슨 일이 일어날지 더 이상 예측하지 못한다. 굳이 해보면 근사 방정식은 얻을 수 있을지 모르지만, 역시 어떻게 될지는 직접 해보지 않으면 알 수 없는 것이다.

새가 둥지로 돌아가는 모습을 본 적 있나? 모두 떼를 지어 한 방향으로 날아가지. 그 한 마리 한 마리의 동작을 수식으로 만드는 것은 매우 어렵다. 물고기 떼도 마찬가지다. 그것은 불가능하지. 그런데 최근 수학에 커다란 변화가 나타나서…….

복잡계

그렇지. 잘 알고 있군. '복잡계' 라는 분야가 나타났다. 미국에서 생겨난 분야인데, 미국의 산타페연구소라는 곳에서 발전했다. 그럼 '복잡계' 이야기를 잠깐 해볼까.

내가 낚시를 좋아하니까 물고기를 예로 들어볼까? 물고기는 어떻게 무리를 지을 수 있을까? 그리고 어떻게 모두 일정한 방향으로 헤엄칠 수 있을까?

새하고는 달리 물고기 떼에는 우두머리가 없다. 우두머리가 있으면 간단하겠지. 완벽한 정보를 갖고 있는 우두머리가 어떤 방향으로 헤엄치면 모두들 따라가면 될 테니까. 하지만 물고기 떼에는 새와 같이 우두머리가 존재하지 않는다.

물고기 떼를 보면 한 물고기가 선두에 있는가 하면 곧 다른 물고기가 선두에 서는 등 되는대로 아무렇게나 방향을 잡아서 헤엄치는 것처럼 보이지만, 전체적으로는 적절한 방향으로 진행한다는 것을 알 수 있다. 지금까지는 그런 현상을 수식으로 설명할 수 없었는데 물고기의 세 가지 성질을 생각하면 설명이 가능하다는 사실이 밝혀졌다.

그것은 첫째, 될수록 무리에서 떨어지지 않도록 옆 물고기에게 접근하려고 하는 습성, 둘째, 너무 접근해서 닿아 버리면 헤엄치기가 힘들 테니까 어떤 일정한 거리 이상으로는 접근하지 않으려고 하는 습성, 그리고 마지막으로 옆 물고기와 같은 방향으로 헤엄치려고 하는 습성. 이 세 가지 습성만 있으면 무리를 지을 수 있다는 것이 증명된 것이다.

실제로 그 시뮬레이션 데이터가 내 컴퓨터에 저장되어 있다. 이 화면 전체를 바다라고 생각하면 하얀 것 하나하나가 다 물고기인 셈이지. 구별하기 좋도록 녹색 물고기와 노란 물고기를 섞어 놓았다. 맨 처음 상태를 보면 저마다 다른 방향으로 향하고 있지? 하지만 지금 말한 '세 개의 힘' 을 입력하고 시뮬레이션을 하면 이렇게 된다. 제대로 무리를 지어서 헤엄치기 시작하지? 자, 노란 물고기를 봐. 녹색 물고기라도 괜찮아. 한 마리를 눈으로 계속 추적해 보면, 어떤 때는 무리의 선두로 가기도 하고 어떤 때는 뒤로 쳐지기도 하지?

어떻게 방향을 전환하는 것인지 모르겠네요. 방향을 전환하려고 해도 다른 물고기와 같이 움직인다면 다시 원래 방향으로 돌아오지 않을까요?

이 경우는 그냥 랜덤으로 방향이 결정된다. 하지만 모두가 직선으로 곧장 진행한다면 그게 더 이상하지 않겠어?

이렇게 한다면 몇 번을 해도 똑같은 결과가…….

나오지 않지. 물고기의 행동이 바로 그렇다는 것이다. 똑같은 행동을 반복하는 것은 불가능하다. 하지만 전체적으로는 통일된 무리로 움직이는 경향이 생겨난다. 하나하나를 보면 뭔지 잘 모르겠지만, 전체로서는 질서가 생겨난다.

즉, 사물은 산산이 분해한다고 파악할 수 있는 것이 아니다.

전체로 보지 않으면 알 수 없다, 조직을 보지 않으면 안 된다는 말씀인가요?

그런 말이지. 쪼개고 또 쪼개면서 분석하는 사고방식을 '환원주의'라고 하는데, 그렇게 하면 짐짓 이해한 것 같은 기분이 든다. 하지만 실제로 집단을 놓고 보면 전혀 생각치도 못한 행동이 나타나기도 한다.

사회의 움직임이라는 것이 바로 그런 것이지. 주가나 환율 같은 것, 그리고 종교도 마찬가지다. 인간이란 개개인일 때와 집단일 때 행동이 전혀 달라지지. 그런 것도 '복잡계'로 생각하지 않으면 안 되는 것이다.

누가 이 컴퓨터의 'P' 버튼을 눌러 줄래? 'P'는 물고기 무리에게 돌을 던지라는 명령이다. 자, 잘 봐라. 다시 한 번 해볼래? 자, 물고기가 순간적으로 흩어지지만 역시 다시 무리를 이루려고 돌아오지.

하지만 이 물고기들은 사실은 무리를 이루려고 하는 것이 아니다. 아까도 말했지만 개개의 물고기는 무리를 이루려는 습성을 가지고 있지 않아. 그건 당연히 그럴 것이다. 왜냐하면 몇 만 마리, 몇 십만 마리라는 엄청난 무리라면 무리 속에서 헤엄치는 물고기는 무리의 끝이 어떻게 되어 있는지 알 수가 없잖아. 그 물고기 눈에 보이는 주변의 물고기 정도만 알 수 있을 거야.

각각의 물고기가 하는 행동은 옆 물고기에게 다가가려는 행동, 하지만 너무 다가가면 곤란하니까 거리를 두려는 행동, 그리고 옆 물고기와 같은 방향으로 헤엄치려고 하는 행동, 이 세 가지뿐이다. 하지만 전체적으로 무리가 생겨나고 어떤 일정한 방향으로 질서를 띠고 움직여 간다. 이것은 'BOID'라 불리는 운동 시스템으로, '복잡계' 행동의 전형적인 예다.

여기에서는 이미지를 파악하는 정도면 충분하다. 복잡계를 자세하게 이야기하자면 너무 어려워질 테니까.

신경세포도 틀림없이 '복잡계'로 움직이고 있다. 세포 한 개라면 깔끔하게 수식으로 쓸 수 있다. 처음에 신경의 움직임을 수식으로 표현하는 방법을 생각해 낸 사람은 그 업적으로 노벨상을 받았는데, 분명 그 정도로 멋진 수식이라 할 만하다. 그러나 역으로 말하면, 신경은 수식으로 완벽하게 기술할 수 있을 정도로 단순하고 솔직한 움직임밖에 보여 주지 않는다고도 할 수 있을 것이다. 하지만 이 신경들이 많이 모이면 어떻게 되는지에 대해서는 알지 못한다. 실제로 신경회로 모델을 만들어서 시뮬레이션을 해보면 생각치도 못한 다양한 현상들이 일어날 수 있다는 사실이 밝혀지고 있다. 현 단계에서 뇌 과학은 여전히 그런 수준에 있을 뿐이다. 개인적으로 앞으로 뇌 과학 분야에서 '복잡계'가 하나의 키워드가 되지 않을까 예측된다.

앞에서 뇌를 이해하기 위해서는 네트워크 전체를 봐야 한다는 이야기를 했었지. 뇌에는 아주 많은 신경들이 서로 밀접하게 연결되어 있다. 이런 네트워크로 이해하지 않으면 아무 것도 알 수 없다.

18 가슴 저리도록 아름다운 메커니즘 – '헤브의 법칙'

앞에서 누가 말했지만 기억은 모두 신경 네트워크 속에 축적된다. 그래서 같은 네트워크 속에 온갖 기억들이 섞여 있고 거기에 또 다양한 정보가 들어오고 있다. 이런 사실은 실험으로 증명되고 있다. 즉 네트워크에 정보를 축적하는 데 절대적으로 필요한 요소가 알려지고 있다. 마지막으로 이 부분에 대해 이야기하겠다.

결국 법칙이 있다는 말이다. 네트워크에 정보를 축적하는 데 필요한 법칙, 그것을 '헤브의 법칙'이라고 한다. 1949년에 헤브라는 사람이 발표했는데, 당시에는 그저 가설에 지나지 않았지만 지금은 실험으로도 확인이 되고 있다. 그럼 헤브의 법칙을 설명해 보겠다.

예를 들어 두 개의 신경세포 A와 B가 있다고 하자. 헤브는 '신경A와 B가 동시에 활동하면 그 두 신경의 결합력이 강해진다'고 예언했다. 그림59에서 A를 정보의 발신처, B를 수신처라고 하자. A와 B 사이에 시냅스가 있다. 헤브의 주장은 A와 B에 동시에 스파이크가 일어나면 시냅스의 관계가 강해진다는 것이다.

헤브는 뇌가 기억을 하기 위해서는 이 '헤브의 법칙'이 필요하다고 주장했다. 앞에서 '신경A와 B가 동시에 활동한다'고 했는데, 그것은 결코 간단한 이야기가 아니다. A라는 신경과 B라는 신경이 동시에 활동한다는 것은 무슨 뜻일까?

같은 자극에 반응한다.

그럴지도 모르지. 하지만 지금은 좀더 미시적으로 보자. 신경세포는 자극이 없는 자연 상태에서도 늘 활동을 하고 있다. 눈을 감고 있어도, 잠을 자고 있어도 활기차게 활동하고 있다. 스파이크가 일어나는

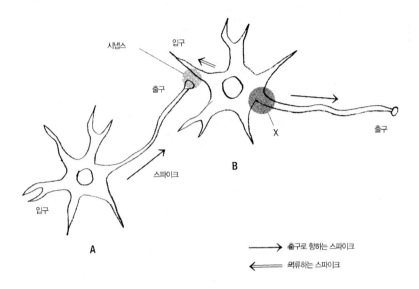

시냅스 입구 출구 X 출구 스파이크 B 입구 A

→ 출구로 향하는 스파이크
← 역류하는 스파이크

그림59 두 개의 신경세포가 동시에 활동한다
신경세포 뿌리께에서 출발한 스파이크는 출구선유로 갈 뿐만 아니라 입구선유로도 퍼져 간다. 신경세포A에서 방출된 글루타민산에 의한 나트륨이온 흐름과, B에서 오는 나트륨이온의 역류가 시냅스에서 동시에 부딪히면 전위차가 평소보다 커지게 된다.

타이밍이 중요한 것이다. 그 타이밍에 따라 어떤 때는 몸의 운동이 되기도 하고, 어떤 때는 기억이 되기도 하고, 의식이 생겨나기도 하고, 그런 식으로 바뀐다.

A세포의 의장은 늘 활동을 하고 있는데 항상 다수결에 따라 행동한다. B세포도 마찬가지로 늘 다수결에 맞춰 행동한다.

그런데 A와 B의 시냅스가 동시에 활동하는지를 어떻게 알 수 있을까? 물론 밖에서 들여다보는 사람이라면 알 수 있다. 기록을 하고 있는 연구자라면 말이야. 하지만 기록을 하고 있는 사람이 아니라면, A와 B 사이의 시냅스가 동시에 활동했다는 것을 누가 알지? 내가 보고 있었다면 '아, 동시에 움직였군' 하고 생각하겠지. 하지만 신경 자신은 어떻게 제삼자의 도움 없이 '나와 상대가 동시에 움직였다'는 것을 알 수 있을까? 실은 그 구조가 최근에 밝혀졌다.

여기 가슴 저리도록 아름다운 메커니즘이 있다. A신경으로 활동전위(스파이크)가 찾아온다. B신경에서 활동전위(스파이크)가 나온다. 헤브는 만약 이 두 가지 현상이 동시에 일어나면 시냅스는 강화된다고 말했던 것이다. 하지만 A의 스파이크는 B의 입구 전용 선유에 도달하고, 한편 B스파이크는 출구 선유의 뿌리께(그림59의 X 부분)에서 출발하여 출구 전용으로 나간다. 즉, A와 B의 스파이크는 아무리 시간이 지나도 만날 수가 없다. 하지만 최근 10년 사이에 이에 대한 비밀이 풀렸다. B의 스파이크는 출구 전용 선유로 내려갈 뿐만 아니라, 놀랍게도 거기에서 입구 전용 선유를 역류해서 전해질 수도 있다는 것이다.

즉 B의 신경선유 뿌리 부분에서 출발한 스파이크는 입구 선유, 출구 선유 양쪽으로 퍼져 간다. 그러면 A와 B 사이의 시냅스에서 활동전위가 충돌할 수 있을 것이다.

그래서 동시인지 아닌지를 아는 것은 다음과 같은 과정으로 이루어지는 것이다. 즉 A의 시냅스 주머니에는 신경전달물질 글루타민산이 들어 있는데, 스파이크가 오면 그것이 방출된다. 한편 B쪽에는 안테나가 있어서 글루타민산이 왔구나, 하고 감지하면 나트륨이온이 들어오겠지. 그 나트륨이온에 의해 전위가 무너지는 것이다.

하지만 B신경도 A와 동시에 활동했다면 B에서도 스파이크, 즉 나트륨이온이 들어가는 파도가 역류해 온다. A에서 온 글루타민산에 의한 나트륨이온의 흐름과, B의 세포체에서 나온 스파이크에 의한 나트륨이온의 흐름이 시냅스에서 동시에 부딪히겠지. 그러면 이곳은 순간적으로 나트륨이온이 평소보다 대량으로 흐르게 된다.

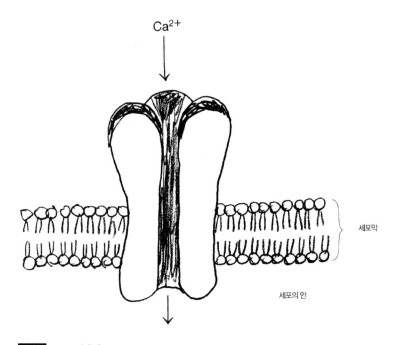

Ca^{2+}

세포막

세포의 안

그림60 NMDA 수용체

두 개의 신경세포가 동시에 활동하여 평소보다 나트륨이온(Na^+)이 많이 흐른 것을 감지하면 NMDA수용체는 세포에 칼슘이온(Ca^{2+})을 유입시킨다.

즉 A와 B가 동시에 활동하면 시냅스 B 의 막에 평소보다 나트륨이온이 많이 유입된다. 그러면 전위차가 크게 무너진다.

그것을 감지하는 훌륭한 또 다른 센서가 있다. 이 센서를 전문용어로 'NMDA센서(NMDA수용체)' 라고 한다그림60. 이것은 A의 글루타민산과 B의 스파이크가 합쳐져서 많은 나트륨이온이 흘렀다는 것을 감지하는 센서다. 요컨대 이 센서는 둔감해서 글루타민산에 의한 나트륨이온이나 스파이크에 의한 나트륨이온 가운데 어느 한 뿐이라면 작동하지 않지만, 두 개의 나트륨이온 파도가 동시에 합류할 때, 즉 전위가 크게 무너졌을 때는 반응한다.

그런데 여기서 중요한 것이 하나 있다. NMDA 수용체라는 센서도 역시 채널이다. 이온을 통과시키는 구멍이지. 하지만 이 채널이 통과시키는 이온은 조금 특수해서, 칼슘이온이 통과한다. 즉 A와 B가 동시에 활동한 것을 NMDA 수용체가 감지하면 칼슘이온이 흘러드는 것이다.

그럼 그 칼슘이온은 어떤 역할을 할까? 칼슘이온이 들어오면 글루타민산을 받아들이는 센서의 수가 늘어난다.

그 센서는 프로틴입니까?

그래, 이것도 프로틴이다. 글루타민산 센서도 NMDA센서도 다 단백질(프로틴)로 만들어져 있다.

다시 한 번 설명하면, NMDA센서는 시냅스에 있고, 신경A와 B가 동시에 활동하는 것을 감지한다. 이 센서는 단백질로 되어 있고, 칼슘이온을 통과시키는 구멍이 있다. 즉 세포 속으로 칼슘이온이 흘러든다.

세포 속에는 또 칼슘이온을 감지하는 센서가 있어서, 칼슘이 들어온 것을 감지하면 B세포 속에 가득 축적되어 있던 글루타민산 센서를 밖으로 내보낸다. 즉 나트륨을 통과시키는 센서가 세포 위에 잔뜩 나오게 되는 것이지.

여기저기 센서가 잔뜩 나오면 어떻게 될까? 글루타민산 센서가 늘어나면 A의 스파이크가 한 번만 와도 나트륨이온이 많이 들어오겠지. 아까 얘기한 의회의 비유를 들자면, 지금까지는 찬성 1개분이던 것이 2개분, 3개분으로 증가하는 것으로 이해할 수 있다. 찬성파의 목소리가 커지는 거지. 그것을 두고 시냅스의 결합이 '강해졌다'고 한다.

여기서부터 대단히 재미있는 내용이 펼쳐진다. 이 'NMDA수용체'라는 것이 아무래도 키포인트인 것 같은 냄새가 나지? 'NMDA수용체' 가 없는 '개조된 쥐' 를 만들었다고 하자. 원래 쥐의 시냅스에도 'NMDA수용체' 가 있는데, 그것을 없앤 것이다. 그럼 그 쥐는 어떻게 될까?

학습을 하지 않게 됩니다.

그렇다. 사물을 기억할 수 없게 되었다. 다음으로 역 타입으로 개조된 쥐도 만들어 보았다. 즉 'NMDA수용체' 를 많이 가진 쥐를 만든 것이다. 어떻게 될까? ……그래, 기억력이 좋아졌다.

지금까지 미시적인 이야기를 들어온 여러분은, 그런 분자 수준, 단백질 수준의 이야기가 무슨 상관이란 말인가, 하고 생각할지도 모르지만 이처럼 미시적인 차원에서 일어나는 일이 결국 기억 같은 행동 차원의 현상, 즉 거시적인 문제를 결정하고 있는 것이다.

인간도 'NMDA수용체'를 늘리면 머리가 좋아집니까?

아직 시도해 본 적은 없지만 가능성 있는 이야기다.

'NMDA수용체'의 수는 사람마다 다릅니까?

글쎄…… 대체로 같을 거야.

'NMDA수용체' 가 늘어난다는 것은…….

'NMDA수용체' 는 그냥 센서일 뿐이다. 수가 늘어나는 것은 글루타민산의 센서 쪽이지. 'NMDA수용체' 가 열리면 칼슘이 들어오고, 그 칼슘이 애 의 글루타민산 안테나 수를 늘린다. 그러면 그 시냅스는 전달되기가 쉬워진다. 그것을 위한 센서로 존재하는 것일 뿐이니까. 시험공부를 했다고 해서 'NMDA수용체' 가 늘어날지 어떨지…… 글쎄, 아마 별로 변화하지 않을 것 같은데.

A와 B가 동시에 활동하는 것은 우연입니까? 아니면…….

날카로운 질문이군. 결론부터 말하면, 일부는 우연이 아니다.

20 | 신경의 활동은 랜덤이 아니다

시냅스는 참 잘 만들어져 있다. 지금 자네가 '동시' 라는 말을 했지? 앞에서 '뇌에서 동시란 무엇인가' 라는 이야기를 했었다. 모니터 상에서 좌우 창에 시간차를 두고 패널을 점등시키면, 그것을 보는 사람은 수십 밀리초 차이까지는 '동시' 로 느낀다고 했다. 의외의 사실은 시냅스도 똑같아서, 신경A와 B는 수십 밀리초 차이까지는 '동시' 로 느낀다는 것이다.

그림61의 그래프는 가로축이 '시간' 이고, 한가운데가 0이다. 이 시간축은 신경A와 B가 활동하는 '시간차' 를 나타낸다. 0에서 오른쪽, 즉 플러스 방향은 A가 먼저 활동하는 경우, 왼쪽은 B가 먼저 활동하는 경우를 뜻한다. 그리고 그래프 세로축은 글루타민산의 센서가 늘어나는 양이다.

자, 늘어나기만 하는 것이 아니라 경우에 따라서는 줄어들 때도 있다. 시냅스 결합의 강도는 증가하기도 하고 감소하기도 하는 것이다. 늘 일정한 것은 아니야.

다시 한 번 정리해 보자. A와 B가 동시에 활동하면 센서는 많아진다. A가 미세하게 먼저 활동해도 '동시' 로 감지된다는 사실에는 변함이 없다. '미세하게' 라는 것은 A와 B의 활동 시간차가 대략 20밀리초 정도일 때를 말한다. 이 정도라면 뇌는 동시로 느낀다는 것이다. 그렇게 하면 글루타민산 센서의 양이 늘어난다(결합이 강해진다). 역으로 신경B가 먼저 스파이크를 일으키면 이번에는 결합이 약해진다.

아까 말한 것처럼 랜덤으로 우연히 활동하면 결국 늘어날 수도 있고 줄어들 수도 있다. 어느 쪽이나 랜덤으로 발생하므로 길게 보면 플

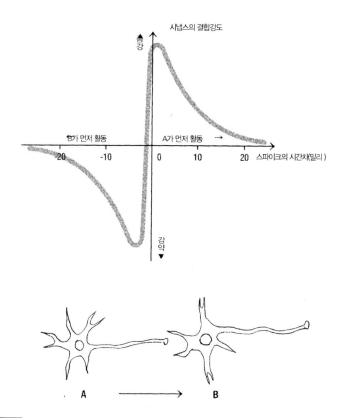

시냅스의 결합강도

강

B가 먼저 활동   A가 먼저 활동 →

-20   -10   0   10   20   스파이크의 시간차(밀리)

감
약

A ——→ B

그림61 **스파이크의 시간차와 시냅스 결합 강도의 관계**
가로축은 신경세포 A와 B의 스파이크 시간차를 나타낸다. 플러스 방향(오른)으로 갈수록 A가 먼저 활동하는
것이다. 세로축은 시냅스의 결합 강약을 나타낸다. 바꾸어 말하면 글루타민산 센서의 증감을 나타내고 있다.

러스 · 마이너스 제로다. 그리고 늘 AB, AB, AB라는 동일한 순서로
활동할 때만 결합이 강해진다. 학습에서는 이 순서가 중요하다. 정보
가 신경세포 네트워크를 타고 가는 순서 말이다. A에서 B로 정보가
전해졌을 때만 A와 B의 결합이 강해지는 것이다.

**어차피 플러스 · 마이너스 제로라면 'NMDA수용체'를 제거한 쥐도 기억력에는 변함이
없는 것 아닙니까?**

그래, 만약 랜덤한 활동을 하고 있을 뿐이라면 플러스 · 마이너스 제

RESEARCH ARTICLE

Synfire Chains and Cortical Songs: Temporal Modules of Cortical Activity

Yuji Ikegaya,[1]* Gloster Aaron,[1]* Rosa Cossart,[1]
Dmitriy Aronov,[1] Ilan Lampl,[2] David Ferster,[2] Rafael Yuste[1]†

How can neural activity propagate through cortical networks built with weak, stochastic synapses? We find precise repetitions of spontaneous patterns of synaptic inputs in neocortical neurons in vivo and in vitro. These patterns repeat after minutes, maintaining millisecond accuracy. Calcium imaging of slices reveals reactivation of sequences of cells during the occurrence of repeated intracellular synaptic patterns. The spontaneous activity drifts with time, engaging different cells. Sequences of active neurons have distinct spatial structures and are repeated in the same order over tens of seconds, revealing modular temporal dynamics. Higher order sequences are replayed with compressed timing.

The essence of cortical function is the propagation and transformation of neuronal activity by the cortical circuit (*1*). How activity can propagate through a network composed of weak, stochastic, and depressing synapses is, however, poorly understood (*2–4*). It has been proposed that sequences of synchronous activity ("synfire chains") propagate through the cortical circuit with high temporal fidelity (*5, 6*). Synchronous summation of excitatory postsynaptic potentials (EPSPs) could ensure postsynaptic firing and the nonlinear gain caused by the spike threshold could preserve temporal fidelity, so reactivations of the same chain would result in exact repetitions of precise firing patterns (*7*). Repetitions of temporally precise firing sequences of spikes have been reported (*7, 8*), although their existence is controversial (*9*).

If synfire chains, or precisely timed repetitions of spike sequences, exist in cortical

---

그림62 '신파이어 체인(동기 발화 연쇄)과 대뇌피질의 노래 : 피질 활동의 시간 모듈'

〈사이언스〉에 실린 논문의 앞머리(2004년 4월 23일자)

Reprinted with permission from Yuji IKEGAYA, et al., "Synfire Chains and Cortical Songs: Temporal Modules of Cortical Activity", p.559, in Science, Vol. 304(No.5670, April 2004), ©2004 by Yuji IKEGAYA, et al. and AAAS.

로겠지. 하지만 신경의 활동은 랜덤이 아니다. 실은 내가 최근 그 사실을 증명했다. 〈사이언스〉라는 잡지의 다음 호에 그 논문을 발표할 예정이다그림62.

그렇다면 어떤 일정한 것이⋯⋯.

그래, 동일한 반복 패턴이 있다. 예를 들어 AB, AB, AB로 간다면 결합이 강해진다. 헤브의 법칙이란 그런 감추어진 규칙을 추출하기 위해서 있는 것이다.

학습 속도가 빨라진다는 말이군요.

그렇지.

그렇다면 앞서 하셨던 말씀, 그러니까 학습 속도를 빠르게 하면 공통성을 찾아내기 힘들

240

어진다는 말씀과…….

　그래. 실은 그 부분에서 아직 의견이 모아지지 않고 있는데, 지금은 쥐로 실험을 할 뿐인데다가 아주 단순한 실험밖에 하지 못하고 있다. 이렇게 하면 무섭다거나, 저쪽에 출구가 있다거나, 아무튼 기억할 요소가 한 개나 두 개밖에 없는 단순한 테스트밖에 하지 못했지만 그 한도에서는 기억력이 좋아진다.

　하지만 그런 단순한 기억만으로 학습이 이루어지는 것이 아니다. 인간의 기억은 특히 그렇다. 따라서 'NMDA수용체' 만 바꾸어 놓고 뇌 전체의 기억력이 어떻게 변하는지, 지능 수준이 전체적으로 어떻게 되는지 결론지을 수 있을까? 솔직히 아직 그럴 수 없다고 본다. 그런 의미에서 역시 인간한테 시도하기에는 아직 이르지.

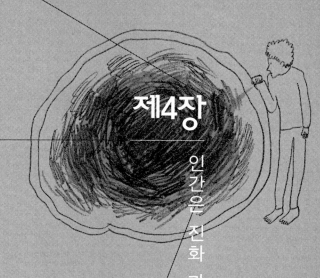

제4장

인간은 진화 과정을 진화시킨다

1 ▌ 신경세포의 결합을 결정하는 프로그램

앞서 뇌를 쪼개고 또 쪼개 보니 신경이나 시냅스라는 최소 단위에 다다르더라는 이야기를 했다. 그리고 신경세포의 메커니즘을 설명했지. 이를테면 세포막 위에는 센서가 있고, 그것이 나트륨이온을 통과시키는 구멍 노릇을 한다는…….

하지만 한편으로는 신경만 뜯어봐서는 아무 것도 알 수 없다는 이야기도 했다. 신경 한 개로는 아무 것도 못하며 신경들이 서로 연락을 취해야 비로소 기능할 수 있다고 했지. 즉 집단을 이뤄야 비로소 역할을 하는, '상호작용'이 중요하다는 말이지. 그리고 서로 연락을 취할 때의 연결 방식과 연결 강도가 중요하다. 즉 신경회로(네트워크)가 어떤 형태를 취하고 있느냐가 뇌의 정보처리에서 중요한 요소가 된다.

실제로 뇌 속에서는 특히 발달 단계 때 '이곳의 신경은 어디 있는 신경과 결합하세요'라는 것이 프로그램으로 정해지며, 그것을 유도하는 분자 메커니즘이 갖추어져 있다. 무슨 말이냐 하면, 뇌에는 신경세포가 가득 차 있고, 대뇌피질만 해도 140억 개인데, 그 한 개 한 개가(적어도 대략적으로는) 어느 세포와 결합할지를 알아야 한다는 것이다. 이를 위해 신경선유를 안내하는 분자를 밝혀 내고 있으며, 지금도 속속 밝혀지고 있는 중이다.

내가 미국에 건 가기 전에 일본에서 하던 연구도 일부는 이것과 관련이 있다. 간단히 말하면, '어느 신경이 어떻게 상대방을 선택하는가?'라는 것이다. 가까이 있는 신경이 아니라 때로는 굳이 아주 멀리 있는 신경을 선택하기도 하는데, 그 메커니즘이 어떤 것인지에 관한 연구였다.

2 ┃ 토끼처럼 뛰는 쥐

그런 분자 중에 몇 가지 재미난 것이 있는데, 예로 들어 볼까?

앞에서 몇 번인가 나왔지만 동물은 좌뇌가 오른쪽 몸을, 우뇌가 왼쪽 몸을 관장하고 있다. 그러므로 우뇌에서 나온 신경은 어딘가에서 왼쪽으로 건 가서 손을 움직이거나 발을 움직이는 것이지.

그런데 신경선유의 좌와 우가 어디에서 교차하는지 알고 있나? 어딘가에서 교차하지 않으면 반대쪽 몸을 지배할 수 없겠지. 교차점이 어디일 것 같나? 그곳은 바로 척수다. 교차를 제어하는 분자도 발견되었지. 그 분자의 유도를 받아서 발달 단계의 신경선유가 교차한다.

예를 들면 손발의 운동신경이 교차하는 데 사용되는 분자가 있다. 그 분자는 유전자에 입력되어 있기 때문에 유전자를 파괴하여 신경 교차에 이상을 일으킬 수 있다. 실험을 위해 실제로 그런 쥐를 만들어 본 사람이 있다. 2003년 3월 〈사이언스〉에 그 실험에 관한 논문이 실렸다.

그럼 그 쥐는 어떻게 되었을 것 같나? 신경 교차가 이루어지지 않아 뇌의 지령이 손발에 제대로 전달되지 않는다.

앞다리와 뒷다리가…….

그래, 토끼처럼 움직였다고 한다. 통, 통, 통 뛰듯이 말이야. 쥐는 인간이나 말과 마찬가지로 오른쪽 앞발(왼손)과 왼쪽 뒷발(왼다리)이 동시에 움직인다. 손발을 교차해가면서 걷잖아. 하지만 이 변종 쥐는 토끼처럼 앞발과 뒷발을 함께 움직이며 걷게 되었다.

신경선유를 안내하는 분자가 망가지면 전체적으로 이상한 변화가 일어나는 것이다. 토끼처럼 걷게 된 쥐는 비교적 단순한 사례다. 그건 뇌 밖에서 이루어진 이야기니까 말이야. 척수는 뇌가 아니잖아.

이 강의에서는 '뇌' 에 국한해서 생각해 보자. 뇌 속에서는 매우 복잡한 일이 일어나고 있다. 말하자면 뇌는 일종의 블랙박스와 같이 정체를 알 수 없는 기계지그림63. 기계에는 입구와 출구, 즉 인풋과 아웃풋이 있다. 뇌는 그 인풋과 아웃풋의 관계를 결정하는 장치인 거야.

예를 들면 '선생님한테 야단 맞지 않으려고 숙제를 한다' 라든지 '빨간 신호등이니까 도로를 건너지 않는다' 라는 식으로, 뭔가 인풋이 주어졌을 때 어떤 아웃풋을 해야 하는지를 결정하는 기계가 바로 뇌다. 우리는 이 블랙박스 내부가 어떻게 되어 있는지를 공부하고 있는 셈이다.

뇌를 그런 'I/O' 장치로 파악하고 입구와 출구를 연결하는 신경이 어떻게 연결되어 있는지 생각해 보자. 만약 인풋과 아웃풋 관계가 단순하다면 회로도 복잡하지 않겠지.

예를 들면 자판기를 상상해 보자. 자판기는 동전을 넣고 버튼을 누르면 반드시 콜라가 나온다. 그런 단순한 회로라면 일방통행 정보로도 충분할 것이고 구조도 간단하겠지. 인풋과 아웃풋은 늘 1대 1로 결정되고 있으니까.

하지만 인간의 뇌는 그렇게 되어 있질 않아. 뇌처럼 인풋과 아웃풋이 1대 1로 정해져 있지 않는 경우에는 일방통행적인 신경정보 전달만으로는 안 되는 거야. 블랙박스에 들어온 정보가(조금은 가공되어 있을지는 모르지만) 그냥 일방통행으로 전달된다면, 이런 장치는 1대 1의 단조로운 결과밖에 내지 못한다. 그럼 이것을 1대 1이 안 되도록 만드는 데 절대적으로 필요한 조건은 무엇일까? 바로 '피드백' 이다.

그림을 보면 쉽게 이해할 수 있을 것이다그림64. 피드백이란 일방통

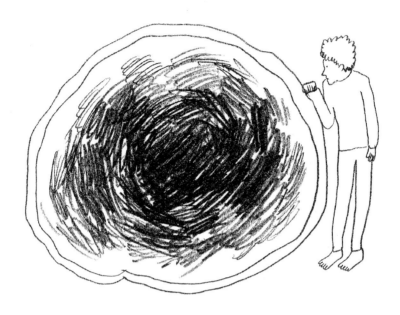

그림63 블랙박스로서의 뇌
어떤 인풋(정보=입력)에 대하여 어떤 아웃풋(행동=출력)을 결정하는 장치가 뇌다. 그 안에서는 어떤 일이 일어나고 있을까?

행이던 정보 흐름을 여러 갈래로 나누어 되돌려 보내거나 역류시키는 회로다. 이렇게 되면 단순한 일방통행과는 다른 방식으로 정보가 처리되겠지.

1대 1이 아닌 정보 전달을 지원하는 구조. 그래, 뇌 같은 복잡한 장치에 절대적으로 필요한 조건이 바로 '피드백'이다. 이렇게 정보가 '갔다 왔다' 하는 회전이 반드시 필요하다. 그래야 정보를 분해하고 변조하고 통합할 수 있다. 정보 피드백을 하지 않으면 블랙박스는 한 가지 패턴의 출력밖에 하지 못한다.

그런데 실제로 뇌에 이런 피드백 구조가 있다.

지금까지 내가 강의한 지식을 총동원해 보면 뇌에 이 피드백이 얼

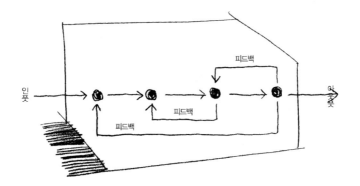

어떤 세포에서 온 정보는 피드백을 거쳐서 다시 제자리로 돌아온다. 즉 정보의 흐름은 일방통행식이 아니다. 이러한 구조를 '피드백'이라고 한다.

마나 빽빽하게 발달해 있는지 알 수 있을 것이다. 이런 피드백 회로가 뇌에 얼마나 많이 있을 것 같나?

상당히 많아요……

그야 물론 상당히 많겠지. 이 피드백 회로가 빽빽할수록 더 고도한 행동이 가능하니까 아마 상당히 많으리라는 것은 쉽게 상상할 수 있을 것이다.

지금까지 해온 이야기를 되새겨 보기 바란다. 신경 한 개는 몇 개 정도의 신경과 연락을 취하고 있었지?

1만 개

그래, 1만 개였지. 이것이 힌트다.

세포 한 개가 1만 개의 세포에 정보를 보내고 있다. 하지만 그 다음 신경도 역시 1만 개의 신경세포와 연결되어 있겠지. 아, 이것은 어디까지나 평균치를 이야기하는 것이다. 자, 첫 단계가 1개일 때 두 번째 단계는 1만 개가 된다. 그럼 다음 단계, 즉 세 번째 단계는 몇 개가 되지?

1억 개.

그래, 1만 곱하기 1만이니까 1억이다. 그렇다면 그 다음 네 번째 단계는 또 그 1만 배인 1조 개. 그런 식이니까 순식간에 방대한 수가 된다.

4 뇌의 정보 처리에는 상한이 있다 - 100단계 문제

여기에서 여러분이 주목할 것이 있다. 딜레마라고 해야겠지. 원래 대뇌피질에는 이렇게 많은 세포는 없었다. 대뇌피질의 세포는 140억 개라고 한다. 그러므로 '1만 배의 1만 배의 1만 배……' 로 반복하다 보면 금방 마지막에 다다르고 만다.

지금 내가 신경이라고 치고 다음 신경에 정보를 보냈다고 하자. 다음 신경도 그 다음 신경에 정보를 보낸다. 그 다음 신경도……, 이렇게 몇 번을 거듭하다 보면 정보 수신처 중에 반드시 내가 포함되게 된다는 것이다.

그러므로 피드백 회로는 세포 하나가 있고, 정보가 다음 세포에 전달되고, 또 다음 세포에 전달되고, 이렇게 시냅스를 세 번 매개하면 처음 정보가 다시 자기에게 돌아오게 될 정도로 밀도가 높다. 알겠지? 즉 대뇌에는 그 정도로 빽빽한 피드백 회로가 있다는 것이지.

참고로, 그 피드백 회로가 가장 빽빽한 장소는 '해마' 라는 부분이다. 전문용어로 말하자면 해마의 'CA3 영역' 이라는 장소가 뇌에서 가장 회로를 많이 가지고 있다. 실제로 CA3 영역은 뇌의 기억을 만드는 데 중요한 역할을 하는 곳으로 알려져 있다.

그 다음으로 피드백 회로가 빽빽한 곳이 '전두엽' 이다. 인간의 마음을 관장한다고 알려진 곳이지. 그리고 눈 정보를 관장하는 '시각령' 에도 피드백 회로가 많다고 한다.

피드백 회로의 중요성은 그 원리를 생각해 봐도 그렇고, 실제 뇌의 어느 부위에 많은지를 조사해 봐도 쉽게 알 수 있다. 인간이 생각하거나 기억하거나 하는 데 중요한 장소에는 어김없이 피드백 회로가 많다.

그런데 맨 처음 뇌 밖에서 오는 정보를 받아들이는 신경이 있다. 직접 인풋을 담당하는 신경이 되겠지. 즉 눈으로 본 정보가 직접 들어오는 신경, 귀로 들은 정보와 손으로 만진 정보가 직접 들어오는 신경 말이다. 그리고 마지막으로 뇌 밖으로 정보를 보내는 신경이 있다. 이를테면 아웃풋 신경이지. 근육을 움직이거나 말하거나 하는 출력 신경이다. 뇌에는 그런 입력·출력에 직접 관계된 신경이 있다.

그것과는 별개로 입력·출력에 직접 관계하지 않는 신경도 있겠지. 예를 들면 피드백 회로 전용 신경 등이다. 입출력에 직접 관계되지 않은 이러한 신경회로를 '내부층'이라고 한다. 그리고 내부층에 사용되는 신경은, 인간의 경우 뇌 전체 신경의 99.0%나 차지한다.

이것이 인간 뇌의 실태다.

즉 대부분의 신경은 직접적으로는 외부와 연관을 가지지 않은 채 뇌 속에서만 열심히 정보를 처리하고 있는 것이다. 그런 사실을 봐도 사람의 뇌가 얼마나 정보처리로 특화되어 있는 장치인지 알 수 있을 것이다.

그런데 뇌가 말을 듣고 이해하기까지는 늦어도 0.5초 정도 걸린다고 이야기했지. 뭐, 보통은 0.2초나 0.3초면 이해할 수 있으니까 내가 지금 여기서 하는 말도 0.3초쯤 뒤에는 여러분 뇌에서 이해되고 있을 것이다.

그럼 시냅스가 정보를 전하는 데는 어느 정도 시간이 걸릴까?

1,000분의 1초.

그렇다. 그렇다면 정보의 배턴터치 한 번에 1,000분의 1초가 걸리는 단계를 사용해서 최종적으로는 0.1초 단위로 처리가 완료되므로, 시냅스를 수백 번 정도 매개하면 뇌의 정보처리가 완전히 끝난다는 것을 역산해 낼 수 있겠지. 이것을 '뇌의 100단계 문제'라고 하는 것이다.

　이것은 현재 뇌 과학자들의 중요한 과제로 떠올랐다. '시냅스를 100번이나!' 하며, 많다고 생각할 수도 있겠지만 잘 생각해 보면 기껏 시냅스 100개 정도의 단계를 거쳤을 뿐인데 이렇게 고도한 인간 지능이 생겨나는 셈이니 사실 놀라울 정도로 적다고 해야 겠지.

　그리고 이 100개의 시냅스가 무엇을 하는지를 알면, 역으로 인간의 의식이나 마음까지 알 수 있을지도 몰라. 뇌의 정보처리 단계에는 상한이 존재한다. 무한이 아니야. 뇌 과학 여행은 끝도 없는 여로가 아니라 의외로 겨우 100단계밖에 안 되며, 과학자의 목적지는 생각한 것처럼 그렇게 먼 것은 아니라는 희망을 가질 수 있다는 이야기다.

5 │ 신경에 직접 듣는 약

　자, 그럼 이제 약 이야기를 해보겠다. 약이나 질병.

　여러분도 약을 복용해 본 적이 있겠지만, 약 중에 어떤 것은 신경에 직접 영향을 미친다. 어떤 약이 그럴까?

아스피린……

　아스피린은 두통을 멎게 해주니까 신경에 듣는 약 같다는 생각이 들겠지만, 실은 신경에 직접 듣는 약은 아니다. 혈관 등에 작용해서 통증을 낳는 물질을 제거하는 거야. 통증이니까 궁극적으로는 신경에 듣는다고 할 수 있을지도 모르지만, 역시 직접적인 작용 부위는 신경이 아니다.

모르핀은요?

　모르핀은 맞다. 신경에 직접 듣는다. 모르핀의 가장 중요한 효능은 쾌락을 주는 것이 아니라 통증을 없애는 진통 효과에 있다. 연수에는 통증을 줄이는 회로가 있는데, 그곳의 신경에 직접 작용한다. 또 무슨 약이 있을까?

카페인은요?

　카페인은 좀 어렵군. 카페인도 물론 신경에 듣기는 한다. 신경세포 내부 정보에 작용해서 결과적으로 신경 전체를 흥분시키는 작용을 한다. 그밖에는?

마취제.

　좋아, 마취제도 그렇다. 마취에도 몇 가지 종류가 있는데, 마취제는 어디에 작용하는지 알고 있나?

신경 아닌가요?

좀더 구체적으로 신경의 어디에 작용할까?

환부 마취입니까? 주사 마취입니까?

좋은 점을 지적했군. 사실 바르는 마취제나 주사 마취제의 성분은 같은데, 그렇게 부분적으로 듣는 마취를 국소마취라고 한다. 이런 마취제는 신경의 어디에 작용하는 것일까?

앞에서 이야기한 신경 센서에 작용한다. 신경선유 위에 나트륨을 통과시키는 센서(구멍)가 있다고 했지? 구멍 안쪽에서 꾹 눌러서 그 센서가 작동하지 않게 하는 것이다. 그러면 신경에 정보가 전달되지 않겠지. 그래서 통증 감각이 마비되는 것이다.

통증 신경만 그런 건가요?

그건 조금 미묘한 이야기다. 아마 모든 신경에 대하여 그럴 수 있다. 하지만 어찌된 영문인지 통증 신경이 제일 쉽게 마비된다. 그래서 적량의 마취제를 사용하면 통증만 없앨 수 있다. 우연히 발견된 현상이긴 하지만.

그래서 마취제를 너무 많이 주사하면…….

그래, 사망하지.

마취와 같은 작용이라고 할까, 같은 자리에 달라붙는 물질로 아주 유명한 것이 있는데, 그게 뭔지 아나? 마취약은 일단 달라붙었다가 마취가 풀릴 때는 떨어져 나간다. 그렇기 때문에 약으로 쓸 수가 있지. 하지만 한번 달라붙으면 떨어질 줄 모르는 지독한 놈이 있다. 너무 강력해서 온몸이 마취되어 버린다. 그것은 바로 독이겠지. 복어 독이 그렇다.

테트로…….

테트로도톡신. 복어 독은 마취제와 마찬가지로 신경에 있는 나트륨 이온을 통과시키는 채널을 막아 버린다. 그런데 모든 신경을 완전히

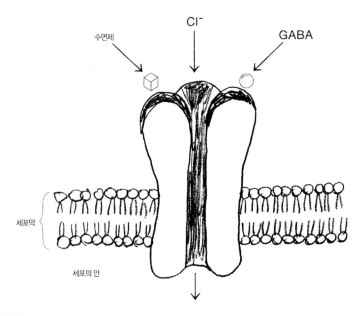

수면제

Cl⁻

GABA

세포막

세포의 안

그림65 GABA의 작용을 강화하는 수면제
GABA와 함께 수면제가 수용체에 붙으면 수용체를 통과하는 염소이온의 흐름이 좋아진다. 신경 전체에서 '반대파' 의견이 강해지고, 활동이 억제된다. 이것이 수면제를 복용하고 강제로 잠을 자는 상태.

막아 버려서 몸의 신경이 전혀 작동하지 않게 되니까 결국 전신마비로 사망하게 되는 거지.

그런 식으로 약과 독은 신경구조와 밀접하게 관련되어 있다.

예를 들면 앞서 얘기했던 'GABA' 라는 물질이 있다. GABA는 염소이온을 움직여서 신경 활동을 억제하는 신경전달물질이다. 의회에 비유하자면 반대파라고 할 수 있지. 이 GABA 센서에 작용하는 약도 많다.

우선 수면제가 있다. 이것은 GABA의 작용을 억제하는 것이 아니라 강화한다. 그림과 같이그림65, GABA가 수용체(센서)에 달라붙으면…… 아, 수용체는 10나노미터 정도밖에 안 될 만큼 작다. 10나노미터는 1밀리미터의 1,000분의 1, 다시 그것의 100분의 1 정도로 매우 작다. 그 구멍 속을 염소이온이 통과하는데, 거기에 GABA가 달라붙으면 그 옆에 수면제가 달라붙는다.

　그러면 염소이온 통과가 원활해진다. 그 결과 전체적으로는 반대쪽의견
이 강해지니까 활동하기가 힘들어진다. 이것이 바로 '수면' 상태다. 물론 약
을 이용해서 강제로 만든 상태니까 자연 수면하고는 조금 다르겠지.

6 약은 '과학의 도구' 였다

지금 내가 짐짓 다 아는 것처럼 이야기하고 있지만, 실은 신경의 구조를 알고 나서 약의 구조를 알아냈다는 것은 거짓말이다.

왜냐하면 신경구조를 파악한 것은 극히 최근의 일이거든. 하지만 약은 이미 그 전부터 사용되어 왔다. 신경에 듣는다는 것을 알아내기 전부터 그 약은 계속 사용되어 왔고, 오히려 약이 신경구조를 알아내는 데 큰 공헌을 했다. 사실 중국의 한방은 4,000년 전부터 있었잖아. 그런 약들이 왜 효과를 발휘하는지를 과학자들이 조사했지. 그래서 겨우 알아낸 것이 우리가 알고 있는 신경구조다.

먼저 약이 듣는다는 것을 전제로 하고, 그 다음 과학자들이 '그럼, 그 약은 왜 효능을 발휘할까' 를 연구한 것이다. 그러한 연구를 통해서 몸의 구조를 이해할 수 있게 되었다. 즉 약은 인체를 규명하는 데 한몫 거든 일종의 '과학의 도구' 였다.

뇌 이야기로 한정하면, 울병이 왜 일어나는지 지금도 자세히 알려져 있지는 않지만, 울병에 잘 듣는 약(항울병약)은 오래 전부터 있어 왔다.

그런 약들을 조사해 보니 대체로 노르아드레날린이라는 신경전달물질, 그리고 세로토닌이라는 신경전달물질에 영향을 미치고 있었던 것이다. 그래서 울병은 틀림없이 노르아드레날린이나 세로토닌 시스템이 이상해져서 생기는 질병일 거라고 역으로 추정할 수 있었다.

그리고 '통합실조증' 이라는 병을 알고 있나? 2002년에 이런 이름으로 바뀌었지만, 그 전에는 '정신분열병' 이라고 불리던 병이다.

어떤 약이 통합실조증에 효능이 있다는 사실이 알려져서, 그 약이 영향을 미치는 곳을 조사해 보니 바로 도파민 수용체였다. 도파민이

지나치게 작용해서 환각증상 등이 생겨나는 것 같다는 사실을 약을 조사해서 알아낸 것이다.

7 | 알츠하이머병은 신경의 질병

자, 그럼 다시 돌아가서 '알츠하이머병'에 대해 이야기해 보자.

'알츠하이머병'이라는 말, 들어 본 적 있지? 잘은 몰라도 들어 본 적은 있을 거야. 그럼 '알츠하이머병'이 무엇인지 아는 사람?

기억이 사라지는…….

그렇지. 특히 나이 든 사람한테 일어나는 병으로, 흔히 말하는 '망령' 같은 것이지. 치매의 일종이다. 아, 그 전에 잠깐. '치매(痴呆)'의 한자를 살펴보면, '어리석다, 미련하다'라는 뜻이다. 이렇게 경멸의 뜻이 담겨 있어서 오해를 부르기가 쉽다. 그래서 어쩌면 가까운 장래에 의료 현장에서 쓰이지 않게 될지도 몰라. 적어도 나는 그렇게 되어야 한다고 생각한다(저자의 희망대로 일본에서는 2004년 12월 '치매'라는 용어가 '인지증(認知症)'으로 바뀌었다. – 편집자주).

어쨌든, 알츠하이머병 이야기를 계속하자.

예전에 알츠하이머라는 의사가 있었는데 1906년, 그러니까 지금부터 한 100년 전에 치매를 발견하고 자기 이름을 병명으로 붙인 것이다.

일반적으로 치매는 그 원인에 따라 두 가지 유형이 있다고 한다. 하나는 뇌혈관이 막혀서 혈액이 돌지 않게 되고 신경세포가 죽어 버리는 유형, 그리고 또 하나가 알츠하이머병이다.

알츠하이머병은 노망의 약 절반을 차지한다. 즉 뇌혈관 장애로 생겨나는 노망이 절반, 알츠하이머병으로 생기는 노망이 절반인 셈이다. 일본만 해도 100만 명 정도의 알츠하이머병 환자가 있다. 85살을 넘으면 다섯 명에 한 명 이상이 알츠하이머병에 걸린다.

여기에서 잘 생각해야 할 것은 노망은 알츠하이머병으로 인한 것이 아닌 경우, 모두 혈관이 막히는 것이 원인이다. 예를 들면 콜레스테롤 과다 섭취로 혈관이 막히게 되었을 때도 발생하는데, 혈관은 몸속 어디에든 있고 그것이 마침 뇌에서 일어난 것이다. 심장에서 일어난다면 심근경색이 되는 것이지. 그러므로 순수한 의미에서 이것은 뇌 질환이 아니라 혈관 질환이다.

그런 의미에서 순수하게 신경의 질병으로 망령이 든다면, 그것은 주로 알츠하이머병이 된다.

알츠하이머병의 증상은 서서히 진행된다. 처음에는 가벼운 건망증이 시작된다. 말이 나오지 않는다든지, 뭘 자꾸 깜빡 잊는다든지. 이런 증상이 나타나면 조심해야 해(웃음). 그러다가 오늘 아침에 식사를 했는지 안 했는지 잊어버린다. 이것이 더 진행되면 인격이 무너지기 시작하는 거지. 자기가 지금 어디에 있는지, 아침인지 저녁인지, 나아가서는 자기가 누구인지조차 판단하지 못하게 된다. 결국에는 걷지도 못하게 되거나 이상한 고함을 치면서 복도를 배회한다. 대변이나 소변을 가리지 못하고 배설물을 먹어 치운다. 그리고는 죽는다. 그야말로 비극이지.

여러분은 아직 젊으니까 병 이야기를 해도 별로 실감이 나지 않겠지만, 귀담아 들을 필요가 있어. 요즘 암으로 죽는 사람은 얼마나 되는지 알아? 전체 사망자 가운데 암으로 인한 사망자가 어느 정도나 될까? 30%야.

한편 암을 고칠 확률은 절반 정도다. 그러므로 내가 암에 걸려도 살아날 확률이 50%나 된다고 좋게 생각하는 것이 차라리 낫겠지.

그런데 30%가 암으로 죽는다. 암에 걸린 사람의 절반은 고친다고 했으니, 단순히 계산하면 60%의 사람은 언젠가는 암에 걸린다는 말이지. 그러므로 사기가 암에 걸릴 거라고 예측해도, 확률적으로는 크게 틀리지 않는다는 것이다. 그러니까 질병 이야기는 남 얘기가 아니야.

알츠하이머병 환자는 일본에 100만 명, 미국에 400만 명이나 된다. 아주 많지. 자기가 장차 알츠하이머병에 걸려도 전혀 이상할 게 없는 상황이야.

8 노인반에서 발견된 맹독 β아미로이드

알츠하이머병으로 사망한 환자의 뇌는 꺼내 보면 금방 알 수 있다. 그림66을 보면, 왼쪽이 건강한 사람의 뇌고, 오른쪽이 알츠하이머병 환자의 뇌다. 보면 바로 알 수 있겠지만, 알츠하이머병 환자의 뇌는 위축되어 있다. 현미경으로 자세히 조사해 보면 신경세포의 수가 적다는 것도 알 수 있다. 물론 나이가 들면 신경세포가 줄어드는 것이 정상인데, 알츠하이머병의 경우 감소하는 속도가 이상할 정도로 빠르다.

이걸 현미경으로 더 확대해 본 것이 그림67이다. 뇌를 얇게 저며서 관찰한 것이지. 아마 대뇌피질인 것 같은데, 갈색 얼룩이 여기저기 보이지? 이런 얼룩은 건강한 사람한테는 거의 없다. 즉, 이 얼룩이 알츠하이머병의 특징인 '노인반' 이다. 노인의 뇌에 있는 반점이라고 해서 '노인반' 이지.

알츠하이머병 환자한테만 노인반이 있다면, 자연스럽게 이 노인반이야말로 병의 원인과 관련이 있을 거라고 생각할 수 있겠지. 그래서 어떤 사람이 노인반 속에 무엇이 들어 있는지 조사해 봤다. 그러자 예상대로 특별한 물질이 발견되었다. 바로 'β아미로이드' 라는 물질이다. 이 β아미로이드가 노인반 속에 많이 들어 있었다.

β아미로이드는 아미노산으로 이루어져 있다. 아미노산이 42개 연결된 펩티드, 말하자면 작은 단백질이지. 그래서 사람에 따라서는 '베타단백' 이라고 부르기도 한다.

분자량은 5,000에 약간 못 미치는 정도. 그런 물질이 노인반에서 대량으로 발견된 거야. 문제는 이것이 무슨 역할을 하느냐, 라는 것이다. 이띤 역할을 할 것 같아?

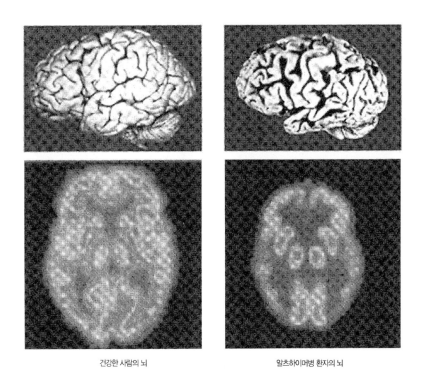

건강한 사람의 뇌   알츠하이머병 환자의 뇌

그림66 알츠하이머병 환자의 뇌와 건강한 사람의 뇌
알츠하이머병 환자의 뇌는 위축되어 작아져 있다는 것을 알 수 있다.
Reproduced by permission from Mark P. Mattson, "Pathways toward and away from Alzheimer's desease", p.631, fig. 1, in NATURE, Vol. 430(August 2004), ⓒ2004 by Mark P. Mattson.

신경세포를 파괴해요.

그래, 맞다. 샬레 위에 신경세포를 배양하고, 그 위에 β아미로이드를 떨어뜨리면 신경세포가 순식간에 죽는다. β아미로이드는 바로 맹독이었던 거야. 이유는 알 수 없지만, 이 독이 뇌 속에 축적되면 신경세포가 죽어 버리는 것 같다고 한다.

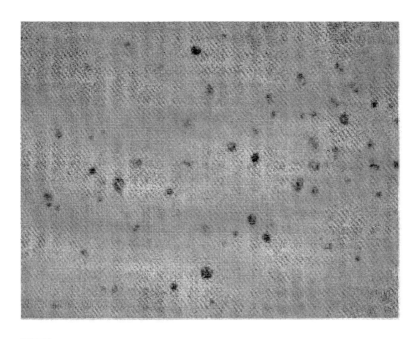

그림67 뇌의 단편 / 노인반
알츠하이머 환자의 뇌에 침착한 노인반. 노인반에는 'β아미로이드' 라는 물질이 대량으로 포함되어 있다.
제공 : 우에키 아키라 교수(지치의대 오미야의료센터)

β아미로이드는 어디에서 오는 겁니까?

좋은 질문이다. 지금부터 그 이야기를 해보자. 뇌 과학자들도 그 점
이 궁금했지.

9 β아미로이드는 어디에서 생겨날까?

　나도 실험에서 β아미로이드를 사용해 본 적이 있는데 물에 거의 녹지 않았다. 물에 안 녹으면 결국 그 자리에 가라앉겠지. β아미로이드가 침전되고 서로 뭉치게 되는 거야. 뭉치고 침전되면, 말하자면 뇌 안에 '쓰레기'가 쌓이는 거지. 쓰레기가 쌓여서 그것이 물리적으로 세포를 죽이게 된다고 생각하는 사람도 있다. 어떻게 죽이는 것인지에 대해서는 다양한 설이 있지만 아직 분명히 밝혀지지는 않았다.

　몇 년쯤 전에 알츠하이머병 연구에 커다란 전환점이 있었다. 만일 내가 알츠하이머병 연구자인데, 실험을 통해 β아미로이드까지 해명했다면 그 다음에는 무엇을 연구하고 싶을까?

　어디에서 그 물질이 나왔을까······.

　그게 궁금하겠지. 하지만 그걸 어떻게 조사하지? 강 같은 흐름이 있다면 그 상류로 가면 되겠지만, β아미로이드가 노인반에 모여 있는 것 말고는 전혀 정보가 없다.

　그 물질이 모여 있는 사람과 그렇지 않은 사람의 차이를 살핀다.

　맞았어! 마침 운 좋게도 그 연구소에는 알츠하이머병 환자 중에 유전으로 병을 얻은 사람이 있었다. 즉 혈연관계에 있는 사람 중에 알츠하이머병 환자가 아주 많은 사람이었지. 물론 그런 가계는 그렇게 많지 않아. 알츠하이머병의 90%는 유전하고는 관계없이 발생하니까.

　하지만 불과 10%는, 그 이하라고 주장하는 사람도 있지만, 아무튼 일부 알츠하이머병은 유전으로 나타난다. 산발적으로 발병하는 경우라면 조사하기가 힘들지만 유전으로 발병한다면 어느 유전자가 원인인지 조사하면 되니까 훨씬 수월하겠지. 그래서 많은 연구자들은 90%

의 환자는 제쳐 두고 10%의 환자를 상대로, 그 뇌에서 무슨 일이 일어나고 있는지를 연구하는 데 집중한 것이다. 1991년 드디어 원인 유전자를 알아냈는데, 바로 염색체 21번째에 있었다.

그런데 인간의 염색체는 몇 개나 되지?

23개요.

그래, 23개다. 쌍을 이루고 있으니까 다 합치면 46개지. 다른 동물은 염색체가 몇 개인지 아나? 예를 들면 파리의 유전자는 몇 개지?

16개인가요?

파리는 8개. 모기는? ······모기는 파리보다 더 하등해.

6개.

그래, 잘 알고 있군. 6개다. 참고로 고양이는 38개다. 인간에 꽤 가깝지. 하지만 고등한 동물일수록 많은 유전자를 가지고 있는 것은 아니다. 침팬지한테는 48개나 있어. 사람보다 2개가 더 많지.

돌고래는요?

돌고래는 조사해 보지 않아서 모르겠군. 하지만 개는 76개나 가지고 있다. 그럼 붕어는? 설마 붕어가 똑똑하다고 생각하는 사람은 없겠지만, 붕어는 100개나 된다. 산길을 걷다보면 발치에 종종 눈에 띄는 고사리 알지?. 어떤 고사리 종은 유전자를 500개 이상이나 가지고 있다. 세계기록이지. 염색체를 하루 한 개씩 잃더라도 1년은 걸릴 텐데, 그 정도로 많다.

따라서 염색체 수와 진화상의 고등함은 전혀 관계가 없다는 것이다. 오히려 염색체에 적혀 있는 정보의 질이 중요하지. 두꺼운 책일수록 좋다고 할 수 없는 거나 마찬가지지.

이런, 애기가 너무 빗나갔군(웃음).

아까 알츠하이머병 가계에서 태어나 어느 유전자를 물려받으면 병에 걸리느냐를 조사했다고 했지. 이런 것을 '연쇄 해석'이라고 하는데, 그 연구 결과 21번에서 원인이 되는 범인 유전자를 찾아냈다. 그 원인유전자의 이름은 'APP'라고 한다.

유전자에 적혀 있는 정보가 단백질이라는 것은 수업시간에 배웠지? DNA 3염기가 아미노산 1개에 대응하지. 그러므로 유전자에 원인이 있다는 것은 단백질에 원인이 있다는 것이다. 물론 APP도 단백질인데 조금 흥미롭다.

그림68을 보자. 이 그림의 가로선을 세포막이라고 가정하면, 이 APP라는 놈은 바로 이 세포막을 관통하며 존재하는 단백질이다. APP는 아미노산이 800에서 900개 연결된 커다란 단백질이다. 그것이 이렇게 막을 뚫고 존재하고 있다. 그 아미노산 배열을 하나하나 차분히 조사해 보니, 놀랍게도 APP 아미노산의 일부에 아까 이야기한 'β아미로이드'에 상당하는 42개의 아미노산이 포함되어 있었던 것이다.

작은 실마리가 발견된 거지. 'APP'의 정식 명칭은 '아미로이드 전구체 단백질(Amyloid Precursor Protein)'로, β아미로이드가 만들어지는 원료가 되는 단백질이다. 여기에서는 줄여서 APP라고 하자.

즉 APP가 잘리고 남은 그루터기가 β아미로이드였던 것이다. 잘리면서 나온 찌꺼기가 뇌에 쌓여서 신경세포가 죽고 노인반이 생긴다.

유전성 알츠하이머병의 경우 800에서 900개나 되는 APP의 아미노산 중 불과 한 군데에서만 오류가 있었다. 세상에는 다양한 알츠하이머 가계가 있고, 그에 따라 아미노산의 어느 부분이 잘못되었는지는 각기 다르지만 어쨌거나 어떤 특정 부위에 문제가 생겨서 β아미로이드가 쉽게 잘려 나가게 되거나 많이 쌓이고 있었다는 것이다.

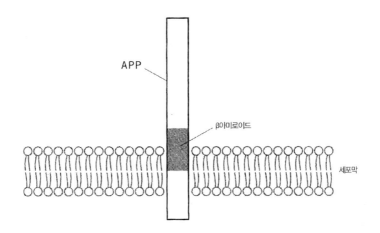

APP

β아미로이드

세포막

그림68 세포막과 APP

APP는 그림처럼 세포막을 관통하며 존재하는 단백질이다. APP에는, 신경세포를 파괴하는 β아미로이드에 상
당하는 아미노산이 42개 들어 있다.

실은 정상적인 뇌에서도 조금씩 β아미로이드가 잘려 나가고 있다.
그것이 조금씩 쌓여서 만약 어떤 수준(임계치)을 넘으면 병에 걸리는
것이다.

그런데 APP유전자에 결함이나 변이가 있는 환자는 β아미로이드가
만들어지는 속도가 빨라서 젊은 시절(30~40대)에 일찌감치 증상이 나
타난다.

한 연구자는 환자에게서 찾아낸 변이 APP를 쥐에게 주입하고 관찰
하는 실험을 했다고 한다.

염색체를 다른 동물에게 옮길 수도 있나요?

염색체를 옮기는 것은 아니다. 사람의 21번 염색체 중에서도 APP
유전자 자리만 떼어내서 쥐한테 넣는 거야.

몇 번째에 넣느냐는 상관하지 않나요?

신경 쓰지 않고 그냥 적당히 주입해 보았다.

원래 쥐는 치매에 걸리지 않는다. 나이가 들면 기억력이 조금 떨어지지만 기본적으로 치매하고는 다르다. 하지만 이 개조된 쥐는 불쌍하게도 태어난 지 몇 달 만에 치매에 걸리고 말았다. 기억력이 심하게 떨어졌고 뇌를 열어 보니 노인반도 발견되었다. 그러니 의심할 나위 없이 β아미로이드가 원인이라는 것은 명백하다.

그런데 한 가지 문제가 있었다. 유전성 알츠하이머병 가계는 많았지만 염색체 21번째에 변이가 있는 사람은 그 중에 1% 정도밖에 안 되었다는 것이다. 즉 APP의 이상만으로는 설명할 수 없는 알츠하이머 환자가 더 많을 거라는 사실을 알아낸 것이다.

그래서 APP 이상과 관련이 없는 많은 환자들을 상대로 마찬가지로 유전자를 조사해 보니 역시 어떤 특정 유전자를 발견할 수 있었다. 1995년의 일이다. 예상대로 APP가 아닌 다른 유전자에 문제가 있었는데, 이번에는 염색체 14번째가 문제였다.

그 유전자의 이름은 '프레세니린' 으로, 사실은 발견되기 전부터 '프레세니린' 이라고 부르기로 했다고 한다. 14번째가 이상하다는 것을 알아낸 시점에 이 유전자를 규명하면 '프레세니린' 으로 부르자고 해 두었는데, 멋지게 그 유전자를 밝혀 내서 지금은 정식으로 '프레세니린' 이라고 부르고 있지.

이 이름의 뜻을 알겠나? 'pre' 는 '앞' 이지. 'senile' 는 '노인' 이라는 뜻이다. 즉, 프레세니린이란 '노화의 전 단계' 라는 뜻이지.

하지만 이 단백질이 발견된 당시에는 이것이 어떤 역할을 하는지 전혀 알지 못했다. 다른 곳에서 비슷한 단백질을 찾다 보니 놀랍게도 벌레의 유전자에 이와 비슷한 것이 있었다. 그것도 그 벌레의 정자를 만드는 데 필요한 단백질이었지.

그 벌레는 선충의 일종으로, 지렁이를 작게 축소해 놓은 것처럼 생겼으며 현미경으로 보지 않으면 안될 만큼 작다. 그런 원시적인 동물의 정자를 만드는 단백질과 인간에게서 찾아낸 질병 원인 유전자가 놀

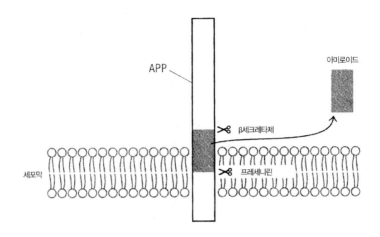

그림69 프레세니린과 APP의 모식도
프레세니린은 단백질을 분해하는 효소이며, APP 아랫부분을 자르는 가위 기능을 가지고 있다. 윗부분을 자르는 가위는 β세크레타제. APP는 상하 2군데를 잘리면 맹독 β아미로이드가 된다.

랍게도 꼭 닮았던 것이다.

당시는 다들 놀랐고, 선뜻 이해가 가지 않는 발견이었지.

하지만 여러 가지로 조사한 끝에 2003년 마침내 그 의미를 알아냈다. 프레세니린은 단백질을 분해하는 효소였던 것이다.

그런데 프레세니린이 무엇을 분해하는지 관찰해 보니, 프레세니린은 'APP'를 자르는 가위였다. APP는 두 군데가 잘리면 β아미로이드가 되는데, 그 중에 아래쪽을 자르는 가위가 프레세니린이었던 것이다그림69. 유전성 알츠하이머병 환자는 이 가위의 기능이 이상해진다. 아마 가위 성능이 착란을 일으키는 것이겠지. 그래서 마구 잘라 버려서 결국은 β아미로이드가 쌓이고 알츠하이머병이 되고 마는 것이다. 마치 열쇠가 자물쇠구멍에 찰칵 들어맞는 것 같은 멋진 발견이었지.

이상이 현재까지 파악한 최첨단 내용이다. 역으로 말하자면 알츠하이머병에 관해서는 아직 이것밖에 알아내지 못했다고 말할 수도 있다.

알츠하이머병에 대해서는 현재 전 세계에서 아주 활발하게 연구가 진행되고 있다. 논문만 해도 1년에 3,000편 이상 쏟아져 나오고 있을 정도다. 두세 시간에 한 편 꼴로 세계 도처에서 누군가가 알츠하이머병에 관한 논문을 발표하고 있는 셈이다. 그 정도로 주목받는 분야지. 그렇게 열심히 10년 이상 연구를 해서 겨우 이 정도까지 알아낸 것이다.

11 | β아미로이드가 시냅스를 공격한다?

현재 알츠하이머병 연구의 흐름은 크게 두 가지로 나눌 수 있다. 하나는 왜 이런 병이 나타나는지 그 메커니즘을 알아내는 것, 또 하나는 어떻게 예방하고 치료할 것인가를 연구하는 것. 물론 두 연구는 서로 배타적이지 않으며, 양쪽을 다 연구하는 사람도 있지만, 실질적으로는 이렇게 크게 둘로 나누어진다.

먼저 메커니즘 연구 이야기부터 시작하면, 최근에는 'β아미로이드는 실제로 어떤 일을 하고 있느냐' 하는 근본적인 물음부터 재검토되고 있다.

아까 β아미로이드를 뇌에서 꺼내서 배양한 신경세포에 넣었더니 신경세포가 죽더라는 이야기를 했는데, 이것도 벌써 12년 전의 낡은 논문의 내용이다. 그 후에도 나를 포함한 많은 사람들은 '신경세포가 죽는다' 라는 사실은 확신했지만, 역으로 알아낸 사실이 있는데, 세포를 죽이는 데 필요한 β아미로이드의 양, 즉 치사 농도가 상당히 높다는 것이다. 즉, 환자의 뇌에는 β아미로이드가 있지만 뇌에 존재하는 농도보다 상당히 많이 투여되지 않으면 신경세포가 죽지 않는다는 것을 알았다. 따라서 β아미로이드에 의해 신경세포가 죽는 것이 알츠하이머병의 직접적인 원인은 아니라는 것이 최근의 견해다.

아까 보여 준 알츠하이머병 환자의 뇌 사진그림66은 사망한 뒤에 촬영한 것으로, 알츠하이머병이 완전히 진행되어서 사망한 상태의 뇌다. 즉 뇌가 수축되어 있는 말기 증상을 보여 준다. 하지만 초기 알츠하이머병 환자의 경우 뇌세포가 별로 죽어 있지 않았다. 하지만 치매 증상은 나타나고 있었던 것이지. 그런 사실만 보더라도, 신경세포가

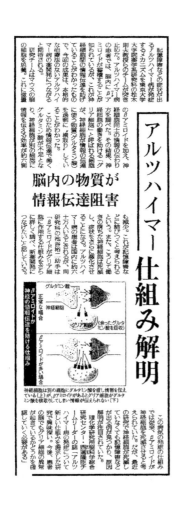

그림70 '알츠하이머/구조 규명―뇌 속의 물질이 정보 전달을 방해'

β아미로이드가 신경의 시냅스를 공격하여 신경 전달의 효율을 떨어뜨리고, 뇌 전체에 치매를 일으키는 메커니즘을, 도쿄대학 대학원 약학계 연구과의 연구 그룹이 밝혀냈다. 저자인 이케가야 유지 씨도 이 연구 그룹의 일원이다.
〈요미우리신문〉 2002년 5월 2일자 조간 제1면

죽지 않아도 치매가 일어난다는 것을 짐작할 수 있을 것이다. 그럼 신경세포가 죽지 않았는데 어떻게 치매가 일어날 수 있을까?

세포가 마비되어서 그런 것 아닐까요?.

마비된다. 아까 복어의 독 같은 이야기로군. 하지만 마비되어 버리면 사망하겠지, 치매로 죽기 전에 먼저 마비 때문에.

네트워크가 연결되지 않아서인가요?

그렇다. 신경세포 네트워크를 연결하고 있는 것은 시냅스다. 아마도 β아미로이드는 신경 시냅스를 직접 혹은 간접적으로 공격해서 신경의 전달 효율을 떨어뜨리고 있는 것 같다. 그래서 뇌 전체에 치매를 일으키는 것이 아닐까, 라는 것이 요즘의 정설이다.

그 메커니즘을 규명하는 일이라면 나도 한몫 거들고 있는데, 그 연구성과가 이렇게 보도되기도 했다. 2002년 5월 2일자 〈요미우리신문〉 1면그림70 기사야. 그 내용이 '알츠하이머/구조 규명' 이라는 제목으로 실려 있지. 바로 우리 연구그룹이 발표한 내용이다.

좀더 자세히 얘기해 볼까? 잠깐 시냅스 원리를 떠올려 보기 바란다.

시냅스는 일방통행이라고 했지. 따라서 송신 측과 수신 측이 정해져 있다. 송신 측에는 많은 주머니가 있는데, 그 주머니 속에 신경전달물질이 잔뜩 들어 있다. 주머니에서 물질이 방출되면 수신 측의 안테나가 그것을 감지한다. 뇌에 있는 시냅스의 경우 대부분의 신경전달물질은 글루타민산이다.

전에 누가 이것이 방출되고 나면 어디로 가는 거냐고 질문했었지. 어디로 갈 것 같아? 방출되면 센서가 감지한다는 것은 알겠지? 그럼 그 다음에는 어디로 갈까?

어디론가 사라지겠죠.

사라져 버린다면 주머니에 있는 물질이 점점 줄어들겠지.

회수해야 해요.

그래, 시냅스 부근에는 회수하는 기구가 갖추어져 있다. 시냅스 바로 옆에 회수 전문 세포가 있다는 거야.

그것을 담당하는 세포는 신경이 아니다. 신경하고는 다른 종류의 세포로, '글리아세포'라고 한다. 방출된 글루타민산을 받아들여서 그것을 다시 신경에게 돌려주는 역할을 하지.

글루타민산이 신경세포로 돌아갈 때까지 글리아세포가 작용하는 겁니까?

그렇지. 시냅스의 틈새는 아주 좁은데, 그 틈새가 글루타민산으로 가득 차서 넘쳐 나지 않도록 글리아세포가 열심히 받아들인다. 불필요한 글루타민산을 회수하는 담당자, 즉 시냅스의 청소부 같은 존재지. 글리아세포에는 글루타민산을 받아들이는 펌프가 있다. 그 펌프에서 β아미로이드가……

방해를 하나요?

아니. 그 반대야. 글리아세포의 펌프 작용을 북돋아준다.

정보가 전해지기 전에요?

그래. 센서가 감지하기 전에 전달물질을 회수해 버리니까 정보전달이 방해를 받는 것이지. 전체적으로 시냅스의 전달 효율이 나빠지겠지. β아미로이드는 그런 유해한 작용을 한다는 것이 이 신문에 실린 내용이다.

그래서 신경이 죽는 건가요?

죽지는 않아. 죽지는 않지만 치매가 나타난다. β아미로이드가 더 많이 모이면 죽겠지만. 그런 말기 상태에서는 아까 보여 준 사진처럼 뇌가 위축된다. 그것은 틀림없는 사실이지. 하지만 초기에 뇌가 위축되지 않았는데도, 즉 신경세포가 죽지 않았는데도 치매가 일어난다. 그것을 알아내는 것이 이 연구의 초점이지.

아마도 신경을 죽이기보다 시냅스의 기능을 떨어뜨리는 것이 더 중요한 요소일 거라고 생각한다. 왜냐하면 신경을 죽이려면 대량의 β아미로이드가 필요하지만, 시냅스 전달을 방해만 하는 정도라면 훨씬 적은 양의 β아미로이드로 충분하거든. 즉 β아미로이드가 뇌에 고이기 시작하면 먼저 시냅스가 당하고 마는 것이지.

β아미로이드는 물에 잘 녹지 않는다는 독특한 물성을 가지고 있어서 글리아세포뿐만 아니라 그밖에도 많은 작용점을 가지고 있을 것이다. 여기서 작용점이란 β아미로이드가 공격하는 장소를 말한다. 그런데 우리 연구팀이 β아미로이드의 다면적인 작용점 가운데 하나를 발견했다는 것이 이 신문 기사의 내용이다.

어떻게 실험을 했나요?

배양세포를 이용해서 실험했다. 글리아세포를 배양하고, 나아가 그 위에 신경세포도 배양했지. 샬레 속에서 신경 네트워크를 형성하게 하는 거야. 그러면 신경이 어떤 활동을 하는지 조사할 수 있고, 글리아세포의 펌프 성능을 측정할 수도 있다. 그런 것을 샅샅이 조사하는 거야. 글루타민산을 투여하면 글리아가 얼마나 흡수하는지를 조사하는 것이지.

그런 아이디어는 어디에서 얻나요?

아이디어? ……그런 건 문득 떠오르는 거야, 어느 날 갑자기. 과학자라면 다 그래(웃음).

하지만 아주 좋은 질문이야. 그런 걸 세런디퍼티(serendipity, 우연히 발견하는 능력 – 옮긴이))라고 하는데, 얘기하기 시작하면 너무 길어지니까 잠깐 유보하자.

즉흥적인 착상으로 하는 겁니까?

아니, 무책임한 착상이라면 곤란하겠지. 먼저 알츠하이머병 연구의 현상과 문제점을 제대로 파악하는 것이 무엇보다 중요하다. 물론 뇌나 신경구조를 정확히 이해하고 있는 것도 중요하겠지. 시냅스의 구조도 마찬가지고.

그러면 가능성이 있는 실험 패턴은 그렇게 많지가 않다는 것을 알 수 있지. 예를 들어서 시냅스는 단계가 많지 않다. 글루타민산이 방출되고, 그 다음 글리아세포로 돌아갈 뿐이니까. 연구 대상이 제한적이지.

결국 정확한 지식을 얼마나 많이 가지고 있느냐에 따라 아이디어를 생각해 낼 수 있느냐 없느냐가 결정된다. 발견이나 발명은 신이 주는 선물이 아니라, 역시 평소의 공부나 노력이 주는 선물이라는 것이지.

13 ┃ 알츠하이머병 치료법을 찾고 싶다

지금까지는 알츠하이머병의 구조에 대해 이야기했다. 그럼, 이제 치료에 대해 이야기하자. 사실 이쪽이 더 흥미로울 거야. 왜냐하면 너희들도 나이가 들기 전에 좋은 약이 나올지 어떨지 궁금할 테니까.

자, 알츠하이머병을 치료하려면 어떻게 하면 좋을까? 뭐, 좋은 아이디어 없을까?

β아미로이드를 분해한다.

그래, 그것도 하나의 방법이지. 실제로 2001년이었던가, 일본의 한 연구그룹이 〈사이언스〉에 β아미로이드를 분해하는 물질을 발견했다고 보고했다.

그밖에 또 생각나는 치료법은 없을까?

글리아세포의 기능을 떨어뜨린다.

그렇지. 그런데 사실 글리아세포는 다양한 역할을 하고 있거든. 아까는 글리아세포에 대해서 상세하게 설명하지 않았지만, 뇌세포의 90% 정도는 글리아세포다. 나머지 10%가 신경이고. 10%만 해도 1,000억 개나 되니까 글리아세포가 얼마나 많은지 상상이 갈 거다.

글리아세포는 신경세포의 작용을 뒤에서 지원하는 역할을 한다. 영양을 주거나, 독소로부터 지켜 주거나, 시냅스가 비틀거리지 않도록 지 해 주거나. 그런 중요한 역할을 하고 있으니 너무 괴롭히다가는 좋지 않은 일이 일어날 수도 있겠지. 자칫 부작용이 나타날지도 몰라.

그밖에 또?

여러분이 기발한 아이디어를 내놓는다면 알츠하이머병 연구자들도 크게 기뻐할 거야. 왜냐하면 아직 완벽한 치료법이 없거든. 그래서 알츠하이머병이 이렇게 사회문제가 되고 있겠지.

현재 뇌 과학자들은 여러 가지 전략으로 치료법을 개발하기 위해 애쓰고 있지만, 그 가운데 하나의 착안점이 아까 소개한 '프레세니린'이다. 프레세니린은 APP를 분해해서 β아미로이드를 만들어 내는 악질적인 가위였지. 이것이 작용하지 못하도록 하는 약을 디자인해 주면 된다.

원인이 나타났다고 해도 계속 기능할 수 있도록 하는……

무슨 뜻이지?

뭔가 문제가 발생했으니까, 그것을 해결하려면 그 원인을 잡아내든가 아니면 문제가 나타났더라도 계속 글루타민산이 흐를 수 있게 한다든가, 그 두 가지 방법밖에……

훌륭하다. 좋은 시각이야. 원인을 없애거나 이미 발생했다면 차선책을 찾는다는 말이군. 사실은 세상에 알려진 치료법은 바로 그 두 가지 가운데 하나에 속한다. '근본요법'과 '대증요법'이라고 하지. 근본요법은 말 그대로 병을 근본적으로 고치거나 증상을 제거하는 방법이다. 근본요법의 대표격은 항암제다. 암세포를 죽여서 몸 안에서 암을 몰아내는 방법이지. 한편 대증요법이라면 '감기약'이나 '진통제'가 대표적이다. 열을 떨어뜨리거나 두통을 없애 주고 몸이 자연히 치유되기를 기다리는 방법이지.

지금 여기서 말하는 것은 프레세니린의 작용을 억제해서 β아미로이드의 생산을 막는 것이므로 근본요법이겠지. β아미로이드가 더 이상 쌓이지 않도록 약을 먹는 것이다.

원인을 제거하려면 유전자 차원에서……

유전자에 원인이 있어서 알츠하이머병이 발증하는 사람은 전체의 10%인데, 그런 경우에는 물론 프레세니린 유전자가 나빴을지도 모르지만, 알츠하이머병의 90%는 유전과 상관없이 일어나고 있다. 유전적인 원인이 없어도 발증한다는 것이다. 즉, 정상적인 사람의 뇌에서도 가위는 작동하고 있으며, 오랜 세월에 걸쳐서 조금씩 β아미로이드가 쌓여서 병이 되는 것이지.

그렇다면, 프레세니린의 작용을 둔화시켜서 β아미로이드가 쌓이지 않도록 하면 예방할 수 있지 않을까, 기대할 수 있겠지. 이 프레세니린을 저해하는 약은 벌써 만들어져 있는 상태야.

다만 만들고 나서 중요한 문제를 발견했다. 이 프레세니린이라는 단백질은 β아미로이드를 만들기 위해 존재하는 것일까? 그럴 리는 없겠지. 병의 원인을 만들려고 군이 유전자가 존재할 필요는 없잖아. 인간의 몸은 그렇게 고약하게 만들어져 있지는 않아.

즉 프레세니린은 APP가 아닌 곳에서 진짜 제 역할을 하고 있었던 것이다. 다만 생물은 정교하게 만들어져 있기는 하지만 작은 결함은 늘 있게 마련이어서, 프레세니린도 틀림없이 어떤 계기로 상태가 이상해져서 결국 APP까지 잘라 버리는 날카로운 가위가 되고 만 것인지도 모른다. 그래서 프레세니린 작용을 억제해 버리면 우리 몸에서 더욱 중요한 다른 기능에 부작용이 나타난다는 것이 최근 조금씩 알려지게 되었다.

하지만 아까 하던 이야기를 다시 떠올려 보면, APP가 양쪽에서 잘리면 β아미로이드가 만들어진다고 했다. 그 한쪽을 자르는 가위는 프레세니린이다. 그림69를 보면서 설명하자면, 아래쪽을 자르는 가위지.

그런데 위쪽을 자르는 가위도 있다. 그것을 억제해도 β아미로이드 생산은 역시 억제될 것이다. 이쪽 가위는 'β세크레타제' 라는 단백질인데, 현재까지는 β세크레타제가 달리 무엇을 하고 있는지 밝혀지지 않았다. 아무래도 순수하게 APP를 자르기 위해서만 존재하고 있는 것 같다.

APP 자체도 틀림없이 뭔가를 하기 위해서 존재하고 있겠지. 무엇을 위해서인지는 아직 알 수 없지만. 그렇다면 β세크레타제는 낡은 APP를 분해하기 위해서 존재할 수도 있고, 어쩌면 그렇게 분해된 APP 역시 뭔가 역할을 하고 있을 가능성도 있지.

아무튼 APP 위쪽을 자르는 β세크레타제를 억제하는 치료법도 새로운 전략으로 간주되고 있다. 벌써 좋은 약이 완성되었다고 발표한 제약회사도 있지만, 아직 상세한 내용이 보고 되지 않아서……. 기대하고는 있지만, 긴 시각으로 평가하지 않으면 안 된다고 본다.

14 ┃ 독으로 독을 다스린다

한편 이 두 개의 가위하고는 관계가 없는 새로운 치료법이 주목을 끌고 있다. 아주 엉뚱한 방법으로, 아마 너희들 상상을 뛰어넘는 난폭한 치료법이라고 할 수도 있는데…….

알츠하이머병은 β아미로이드라는 독이 뇌에 쌓여서 발증한다고 했지. 그런데 이 새로운 요법은 엉뚱하게도 β아미로이드를 주사하는 것이다. '독으로 독을 다스린다'는 발상이지. β아미로이드가 심각할 정도로 쌓이기 전에 β아미로이드를 투여하는 것이다. 어떻게 그게 가능할까?

앞에서 알츠하이머병에 걸린 개조된 쥐 이야기를 했지. 이상이 있는 APP 유전자를 투여해서 상태가 안 좋아진 쥐 말이야. 그 쥐가 젊을 때부터 β아미로이드를 투여해 두는 거야. 그러면…….

항체가 생기나요?

그렇지. 면역세포가 항체를 만들어서, 그 항체로…….

β아미로이드를 공격하는군요.

맞아. 항체가 파괴되는 것이다. 그런 면역을 이용한 요법을 뭐라고 하지? 그래. 백신. 이것을 'β아미로이드 백신요법'이라고 하는데, 그야말로 청천벽력 같은 발상이었지. 너무나 엉뚱한 치료법이었으니까. 하지만 아주 효력이 좋아서 현재 인간을 대상으로 시험 중이다. β아미로이드를 콧구멍으로 주입하는 거야.

이미 알츠하이머병에 걸린 사람한테는 효과가 없나요?

그 점은 아직 결론이 나지 않았는데, 현재 진행되는 임상실험은 물론 알츠하이머병에 걸린 사람을 대상으로 하고 있다. 이미 자리 잡고 있는 노인반의 β아미로이드를 과연 줄일 수 있는지 어떤지를 확인하는 중이다.

β아미로이드는 뇌에서만 발생하나요?

온몸에서 발생한다. 하지만 뇌는 그 찌꺼기를 잘 제거하지 못 하기 때문에 특히 쌓이기가 쉬운 것 같다.

어디에서 오는 겁니까?

뇌세포 스스로 가지고 있다. APP는 신경세포에 존재하며, 신경세포는 β아미로이드를 낳고, 그 독으로 자기 시냅스의 기능이 떨어지거나 경우에 따라서는 죽고 만다.

알츠하이머병에 걸린 사람에게 β아미로이드를 주입한다고 하셨는데, 너무 늦은 건 아닌가요? 이미 항체가 만들어져 있지 않은 상태이기 때문에……

그래서 새로 항체를 만들 수 있도록 자극을 주는 거야. 하지만 나이 든 사람은 면역력이 떨어져 있어서 항체가 생기기 어려울 가능성도 있다. 그래서 백신요법으로 대신할 수 있는 방법도 필요하다. 이미 발병해 버린 사람도 어떻게든 치료를 해 주어야 하니까.

여기에서 열쇠가 되는 전략이 아까 말한 '대증요법' 이다. 질병의 원인을 제거하는 것이 아니라 망령이라는 증상을 제거해 주는 것이지. 지금 실제로 병원에서 널리 실시되고 있는 치료가 바로 그런 것이다. 지금부터 그 이야기를 해보자.

15 │ 아세틸콜린을 파괴하는 가위를 억제한다

알츠하이머병 역시 말기에 가까워지면 신경세포가 죽기 시작한다. 하지만 모든 신경이 다 죽는 것은 아니고 죽기 쉬운 신경세포 유형이 따로 있다. '아세틸콜린'이라는 신경전달물질을 가지고 있는 신경이 바로 그렇다. 알츠하이머병의 경우 이러한 아세틸콜린을 가지고 있는 신경이 제일 먼저 죽는다. 정확한 이유는 알 수 없지만 알츠하이머병 환자에게 아세틸콜린이 부족한 것은 틀림없는 사실이다.

그런데 아세틸콜린의 작용을 떨어뜨리는 독은 아주 오래전부터 알려져 있었다. 흰독말풀의 독으로, 이 독은 아세틸콜린을 억제하는 기능을 한다. 독이므로 당연히 많이 먹으면 죽는다. 하지만 아주 조금만 들어가면 기억력이 떨어지게 된다. 즉, 아세틸콜린이 부족하면 기억력이 떨어지고 망령이 들게 되는 것이다.

참고로 이런 작용을 하는 약은 약국에서도 쉽게 구할 수 있는데, 어떤 약일 것 같나? 바로 멀미약이나 감기약 중에 그런 성분이 들어 있는 것이 있다. 감기약을 복용하면 졸음이 온다는 사람 있지? 그건 아세틸콜린이 부족한 상태라는 것을 보여 주는 것이다. 그 상태에서는 아무리 공부를 해도 머리에 들어오질 않지.

알츠하이머병 환자는 물론 약 때문이 아니라 β아미로이드 때문에 아세틸콜린이 부족하다. 그래서 아세틸콜린을 보급해 준다는 발상이 나온 거야.

그러나 아세틸콜린은 약으로 사용하기가 힘들다. 왜냐하면 금방 분해되어 버리거든. 아세틸콜린은 주사해도 10초 정도면 사라져 버린다. 알츠하이머병은 수년에서 수십 년 동안 증상이 지속되는 병인데,

그러므로 약이 될 수가 없다.

그래서 아세틸콜린 대신, 아세틸콜린이 분해되는 메커니즘으로 눈길을 돌린 거야. 그런데 아세틸콜린은 스스로 분해되는 것이 아니라 세포가 재빨리 아세틸콜린을 파괴하는 거야. 아세틸콜린을 분해하는 아세틸콜린 전용 가위가 있다고 했지.

아세틸콜린을 전문적으로 파괴하는 가위, 그것이 바로 '콜린에스테라제' 다. 이 가위를 억제하자는 것이 알츠하이머병 치료의 핵심이다. 이것을 억제하면 아세틸콜린은 증가할 것이다. 그리고 이러한 연구자들의 열의는 열매를 맺어 약이 완성되었다. 1999년 일본의 한 회사가 세계 최초로 알츠하이머병 약을 발매했다.

효과가 있나요?

있는 것 같다. 덕분에 이 약은 전 세계적으로 아주 많이 사용되고 있다. 미국만 해도 알츠하이머병 환자가 400만 명이나 있으니까.

그 콜린에스테라제를 억제하면 부작용은 없나요?

부작용이 있을 가능성이 있다. 좀 자세히 이야기해 보면, 먼저, 콜린에스테라제를 너무 억제하면 사람이 죽는다. 아마 모두들 한 번쯤은 들어 본 적이 있을 텐데, 어떤 독은 이 콜린에스테라제를 완전히 억제해 버리기도 한다. 약과 독은 종이 한 장 차이여서 효과가 강하면 독이라고 불리게 되는 것이다. 알츠하이머병에 쓰는 약은 효력이 약하니까 약으로 판매되고 있지만, 이것을 진하게 만들면 독이 된다. 그런 것 중에 유명한 것이 사린이다. 사린은 콜린에스테라제를 억제하기 때문에 '지하철 사린사건' 과 같은 비극적인 증상이 나타나는 것이다.

눈이 안 보이고…….

그래. 눈의 동공을 여닫는 것을 아세틸콜린으로 조절한다. 아세틸콜린이 지나치게 작용하면 홍채가 확 좁아져서 시야가 어두워진다. 실제로 사린사건 피해자 중에는 주위가 어두워졌다고 말하는 사람이 있었는데, 이는 빛이 눈으로 거의 들어오지 않게 되기 때문이지.

말이 나온 김에 아세틸콜린 이야기를 몇 가지 더 해볼까? 사린가스 테러를 당한 사람 중에는 후유증에 시달리는 사람이 많다. 아세틸콜린은 기억과 관계가 있는데, 사린사건에서 가까스로 살아난 사람들은 뇌 속에 아세틸콜린의 양이 증가했다. 그래서 옛날 기억이 자꾸만 주마등처럼 떠오르고, 완전히 잊고 있던 기억까지 되살아나서 고통스러워한다는 보고도 있었다. 옛날 일들이 자꾸만 떠올라 도저히 멈출 수가 없는 것이다. 이것은 바로 아세틸콜린과 기억의 관계를 말해 주는 좋은 사례다.

눈의 동공 이야기를 했는데, 앞에서 언급한 흰독말풀은 유럽에서는 '베라돈나' 라고 불린다. 이 베라돈나는 사린하고는 반대로 아세틸콜린의 작용을 둔화시킨다고 한다.

이탈리아어를 아는 사람 있나? '베라' 는 '아름답다' 는 뜻이고 '돈나' 는 '부인' 이다. 그러니까 베라돈나는 '미인' 이란 뜻이지.

왜 이런 이름이 생겼느냐 하면, 옛날에는 이 베라돈나(흰독말풀) 성분을 안약으로 썼다. 그러면 동공이 활짝 열리겠지. 사린과 반대 증상을 일으키니까. 눈동자가 커지겠지. 일본인은 원래 눈동자가 검으니까 큰 의미가 없지만, 서양의 백인 중에는 눈동자가 파란 사람이 있잖아. 옛날에는 파란 눈동자를 가진 사람은 그다지 미인 소리를 듣지 못했다. 검은 눈동자가 더 미인으로 여겨졌지.

그래서 흰독말풀로 아세틸콜린을 억제해서 동공을 열면 눈이 부리부리한 미인이 된다고 해서 '베라돈나' 라는 이름이 붙었다. 하지만 내가 상상하기에는, 정말 그렇게 했다가는 눈이 부셔서 외출할 수도 없었을 것 같다.

안저검사를 해본 사람 있나? 안저검사를 하기 전에 약으로 동공을 열지. 그 약이 바로 아세틸콜린을 억제하는데, 그 약을 쓰면 잠시 동안 외출을 못한다. 태양광이 너무 눈부시기 때문이다. 르네상스 시대의 사람들은 아마 그런 상태라도 드레스를 차려입고 파티에 갔을 것 같다.

기왕 샛길로 빠진 김에 한 가지 더 이야기하자면, 이렇게 아세틸콜린을 억제하는 약도 있었지만 반대로 사린과 같은 역할을 하는 약도 알려져 있다. '칼라바르 콩' 이라는 식물에서 재취한 독에는 콜린에스테라제를 억제하는 성분이 들어 있다. 콜린에스테라제를 억제하면 아세틸콜린 양이 늘어나겠지.

칼라바르 콩은 아주 흥미로워서, 고대아프리카에서는 '심판의 콩'이라 해서 재판에 사용했다고 한다. 혐의는 있지만 범인인지 아닌지 알 수 없을 때 이 독을 많이 마시게 한 것이다. 그리고 그 결과 중독사하면 유죄고 살아남으면 무죄라는 판결을 내렸다고 한다.

너무 무지막지하게 들리지? 하지만 여기에는 나름대로 근거가 있다. 죄를 범하지 않은 사람은 "어차피 나는 괜찮아" 하고 생각하기 때문에 단숨에 꿀꺽 마신다. 그러면 아세틸콜린의 작용으로 속이 불편해서 금세 토해 내고 만다. 독을 토해 냈으니 죽지는 않지. 그런데 진범은 "정말 죽으면 어쩌나……" 하는 두려움 때문에 조금씩 삼키게 되고, 그러면 독이 천천히 작용하니까 토하지 못한다는 것이다. 결국 독이 온몸에 퍼져서 죽어 버린다. 어때, 상당히 논리적이지?(웃음)

칼라바르 콩 속에 들어 있는 성분은 '피조스티그민(physostigmine)'이다. 콜린에스테라제를 억제하는 작용이 강하니까 독인 셈이지. 사린과 마찬가지다. 하지만 그 구조를 상세하게 조사하고 개량에 개량을 거듭해서 완성한 것이 아까 이야기한 알츠하이머병 약이다.

옛 조상들이 사용하던 약은 인간의 몸을 알 수 있는 도구일 뿐만 아니라, 그것을 잘 개량하면 지금도 유용한 약을 만들 수 있다. 조상의 지혜는 그런 의미에서 대단한 거야. 요즘처럼 과학이 발달하지도 않았고 인체의 구조를 알지도 못했지만 이미 그런 약을 활용하고 있었으니까.

그런데 과학이 발달한 현대사회에서 알츠하이머병이 왜 이렇게 문제가 되고 있을까? 진화의 정점에 있는 인간의 몸에 왜 아직도 이렇게 고약한 질병이 남아 있을까? 이 점도 참 흥미로운 문제다.

자연도태라는 말이 있지. 자연도태는 생물을 둘러싼 환경에 맞추어 유전자가 변화함으로써 생물이 환경에 적응하면서 진화하는 과정을 말한다. 즉, 생존에 불리한 생물은 도태되고, 환경에 적응하기 유리한 생물만 살아남는다. 이것이 바로 진화다. 하지만 알츠하이머병은 자연도태가 되지 않았다. 그래서 이렇게 사람 몸에 남아 있다고 할 수 있겠는데, 왜 자연도태가 되지 않았을까?

뭔가 좋은 점도 있기 때문 아닐까요?.

알츠하이머병에 좋은 점이 있다고? 어쩌면 그럴지도 모르지. 예를 들면 죽음에 대한 공포가 사라진다든가. 하지만 자연도태 되지 않은 이유는 좀더 단순한 것이다.

자연도태는 번식을 표적으로 한다. 즉 환경에 적응하기 유리한 개체가 자손을 남기느냐 못 남기느냐가 결정적인 기준이다. 하지만 알츠하이머병은 대개 나이가 든 뒤에 걸리잖아. 그때는 벌써 자손을 남긴 상태지. 그래서 알츠하이머병은 자연도태 원리에 따라 사라지지 않았다. 그래서 요즘 같은 문명사회에서도 알츠하이머병이 이렇게 큰 문제로 남아 있는 것이다.

아마도 인간이란 동물은 너무 오래 사는 것이 아닐까? 진짜 수명은 쉰 살 전후가 아닐까 싶다. 요즘은 의료기술이 발달해서 다들 장수하게 되었다. 그래서 원래는 나타나지 않아도 되는 병이 나타나고 있는 것이다. β아미로이드가 평생을 두고 조금씩 쌓인다고 해도, 예전 같은 짧은 수명을 기준으로 보면 천수를 누리는 데 지장이 없는 미량이다. 그래서 고대인들 사이에서는 알츠하이머병이 별로 문제시되지 않았을 것이다. 하지만 요즘은 사람들이 장수하게 되면서 이런 여파가 나타난 것이다. 현대사회는 그런 비뚤어진 바탕 위에 서 있는 것이 아닐까 생각한다.

생물의 진화 과정을 돌아보면, 환경에 적응하지 못하면 자손을 남기지 못하는 것이 자연도태의 원리로 여겨졌다. 하지만 현대사회에서는 자연법칙에 따르면 유전자를 차세대에 남길 기회가 없었을 사람도 자손을 남길 수가 있다. 알츠하이머병에만 해당되는 것이 아니다. 중증 장애를 가진 사람도 마찬가지다. 예전이라면 병이나 장애 때문에 자손을 가지는 것을 꿈도 꾸지 못했을 사람들이 요즘은 최고의 의료기술로 자손을 얻을 수 있게 되었다.

그렇다고 해서 개인적으로 그런 현상을 비판하는 것은 아니다. 그런 사람들에 대한 보호나 간호는 윤리적인 관점에서 가장 우선시해야 할 중요한 과제다. 장애우의 인권은 지금보다 더 보호되어야 한다는 것이 내 신념이다. 하지만 그것과는 별개로 우리는 우리가 하고 있는 일의 의미를 분명히 인식해 두어야 한다. 현재 인간이 하고 있는 그런 일들은 자연도태 원리에 반하는 것이다. 말하자면 '역진화'인 셈이지. 우리는 현대 의료기술이 없었다면 배제되었을 유전자를 보존하고 있다. 그런 의미에서 인간은 이제 진화를 멈추었다고 해도 좋을 것이다.

그 대신 인류는 이제 자기 몸이 아니라 '환경'을 진화시키고 있다. 예전에는 환경이 변화하면 그에 맞추어 동물 스스로 변해 왔다. 하지만 현대 인간은 유전자적인 진화를 멈추고, 역으로 환경을 지배하고,

그것을 자신에게 맞도록 바꾸고 있다. 휠체어나 의족을 만드는 것은 가장 이해하기 쉬운 사례겠지. 하지만 그뿐만이 아니라 건강한 사람도 분명히 환경을 바꾸어서 지배하고 있다. 도시나 인터넷을 만드는 것도 결국 환경을 바꾸는 것이겠지. 그런 일이 가능하므로 이제 스스로 진화하지 않아도 되는 것이다. 이제 인간의 몸은 그렇게 움직이기 시작한 것이다. 진화의 새로운 방법이라고 할 수 있겠지.

그런데 현대 인간이 택한 새로운 진화 방법이 또 하나 있다.

'착상 전 진단'이라는 말 혹시 들어 봤나? 요즘 체외수정으로 태어나는 아기들이 늘어나고 있다. 정자와 난자를 몸 밖으로 꺼내어 시험관 속에서 수정시키고, 그것을 다시 엄마 자궁에 착상시킨다. 이 방법을 사용하면 임신하는 아기의 '품질'을 선택할 수 있다. 남자냐 여자냐는 물론이고, 특정한 장애를 가진 수정란은 미리 배제할 수도 있다.

다운증후군이란 병이 있지? 다운증후군은 1,000명에 1명 정도의 비율로 자연스럽게 나타나는 유전자 질병(염색체 이상)이다. 원인은 본래 두 개씩 짝을 이루고 있는 염색체 가운데 21번째 염색체가 세 개가 되는 것이다. 1,000명에 1명꼴이라면 상당히 높은 비율이지.

'착상 전 진단'이란 태어나기 전에 장애가 있는지 없는지 조사하는 것을 말한다. 질병이 없다는 것을 확인한 뒤에 아기를 낳는 것이지. 다운증후군뿐만 아니라, 18번째 염색체가 세 개가 되면 나타나는 에드워드증후군도 해당된다. 아무튼 이론적으로는 그런 문제를 출산 전에 미리 알아낼 수 있게 되었고, 이미 그렇게 하고 있는 경우도 있다.

이것이 더욱 발전하면, 이 유전자를 가지고 있으면 알츠하이머병에 걸리기 쉽다거나 저 유전자를 가지고 있으면 울병에 걸리기 쉽다거나 하는 것도 태어나기 전에 미리 진단해서 배제할 수 있다. 더 나아가서는 우수한 정자와 난자만 골라서 아기를 낳을 수 있는 가능성도 있겠지. 그렇게 해서 태어난 아기를 '디자이너 베이비'라고 한다.

이런 현상은 지금까지 생물이 직면해 보지 못한 것들이다. 지금까지 생물은 외부 환경에 맞추어 진화해 왔기 때문이지. 하지만 이 경우는 다르다. 디자이너 베이비는 환경하고는 관계가 없는 진화에 해당한다. 인간의 욕망 자체가 진화의 법칙이 되려고 하는 것이다.

이런 문제들을 실제로 겪으면서 '인류라는 종을 어떻게 바라봐야 할지' 고민하는 것이 너희 세대가 – 나도 스스로는 아직 젊다고 생각하니까 본심으로는 내 세대라고 말하고 싶지만 – 감당할 과제라고 본다. 그러니까 너희도 가끔은 인류의 장래를 생각해 보았으면 좋겠다.

그럼 이것으로 강의를 마치기로 하자. 마지막으로, 강의를 처음 시작할 때와 마찬가지로 여러분한테 한 마디씩 듣고 싶군.

첫 강의시간에 내가 뇌에 대하여 여러분이 어떤 이미지를 가지고 있는지 물었지? 강의를 듣고 난 지금 그 이미지가 크게 바뀌었나?

이번 강의를 들으면서 나의 생각이 이렇게 변했다든지, 이런 생각을 해봤다든지, 이런 것은 좀 더 알고 싶다든지, 또는 과학자들이 이런 것도 좀 연구해 줬으면 좋겠다든지, 나도 뇌 과학자가 되어서 이런 것을 연구해 보고 싶다든지, 아무튼 무엇이든 좋으니 너희가 생각한 것, 느낀 것을 들어 보고 싶다.

아마도 강의가 꽤 길어서 지금쯤 처음에 들었던 내용을 다 잊어버렸을지도 모르겠군. 어쨌든 참 많은 이야기가 나왔으니까 잠깐 그 내용을 정리해 볼까?

제일 먼저, 뇌는 기능별로 국재화되어 있다는 이야기를 했다. 폐나 간처럼 전체가 다 같은 역할을 하는 것이 아니라, 어느 부위는 이것, 어느 부위는 저것으로 전문화되어 있다는 이야기를 했다. 또한 이처럼 전문화되어 있기 때문에 원격조종 쥐 같은 것도 만들 수 있는 것이다.

그리고 동물의 뇌를 다양하게 비교해 보고, 인간의 뇌는 아무래도 필요 이상으로 진화해 버린 과잉 진화를 했다는 이야기도 했다. 또 어떤 동물들은 자기 뇌를 충분히 구사하지 못하고 있다는 이야기도 했지.

왜 충분히 구사하지 못하느냐를 이야기하면서, 몸이 중요하다는 결론에 다다랐다. 즉, 몸이 뇌를 결정한다. 뇌의 각 기능은 몸이 있기 때문에 비로소 생겨난다는 것이다.

예전에는 뇌가 몸을 지배한다, 즉 '뇌는 몸을 조종하는 총사령부'라고 생각했지만, 그게 아니라 오히려 몸이 뇌를 전체적으로 제어하고 있다는 역발상, 패러다임 시프트가 생겨났다. 물론 뇌는 몸을 제어하고 있지만, 그와 동시에 몸도 뇌를 제어하고 있다. 그래서 뇌와 몸을 분리해서는 안 된다는 것이다. 뇌와 몸은 별개라고 말하는 사람도 있지만, 그렇지 않다, 나눌 수가 없다는 이야기였다.

인간의 몸을 조금씩 기계로 교체해 간다면(예를 들면 의족처럼), 어디까지 몸을 기계로 바꾸면 나는 내가 아니게 될까, 라는 이야기도 했다. 마음을 유지한 채 뇌까지도 바꾼다면 어떨까? 물론 바꾼 순간에는 자기인지도 모르지만, 그 뒤로는 뇌가 자유자재로 재편성할 수가 없게 되겠지. 몸에서 뇌로 가는 피드백이 없기 때문에. 그런 의미에서 '안드로이드=인간'이라는 개념은 몸의 중요성을 망각한 것이다.

'마음'은 뇌가 만들어 내고 있다. 즉 뇌가 없으면 '마음'도 없다. 하지만 몸이 없으면 뇌도 없으므로, 결국은 몸과 마음은 밀접하게 관련되어 있다는 것을 알 수 있다.

그와 관련해서, 나는 '언어'를 핵심적인 요소로 꼽았다. 인간은 목소리를 자유자재로 구사하며, 다른 동물과 달리 인두(咽頭)를 가지고 있다. 인두를 가지고 있기 때문에 뇌도 언어를 구사할 수 있도록 재편성되고, 덕분에 우리는 언어를 자유롭게 구사하고 있다.

이것은 뇌에 아주 커다란 영향을 미쳤다. 왜냐하면 언어는 커뮤니케이션 수단으로만 있는 것이 아니기 때문이다. 즉 신호 역할만 하는 것이 아니라 인간이 추상적인 사물을 생각하는 데 필요한 도구이기도 하다, 라는 이야기를 했지. 즉 의식이라든지…… '퀄리아'라는 말을 기억하고 있겠지? 삭성감각 말이야. 그런 추상성, 이른바 '마음'을 낳는 것이 '언어' 라는 이야기를 했다. 극단적으로 말하자면 마음은 언두가 만들어 낸 것이라고도 할 수 있다.

그리고 화제를 다양한 인간 행동으로 넓혔다. 그리고 평소 우리가 아무 생각 없이 하고 있는 '본다' 는 일상적인 행동에 주목했다. 아마 지금까지 여러분은 '나는 내가 보고 싶은 것을 적극적으로 보고 있다' 라고 생각했을지도 모른다. 본다는 것을 능동적인 행위라고 생각했겠지. 하지만 맹점이나 착각 등의 실험을 통해서, 우리는 '본다' 는 것이 얼마나 부자유스러운 행동이며, 대상을 있는 그대로 보고 있는 것도 아니라는 점을 깨닫게 되었다.

즉 '본다' 는 것은 사물을 왜곡하는 행위, 즉 일종의 편견이라는 것이다. 그리고 왜 그런 왜곡이 생겨나는지를 생각해 보았다. 그 답은 세상은 3차원인데 망막은 2차원이기 때문이라는 점에서 찾았다. 2차원 망막에 비친 정보를 뇌는 억지로 3차원으로 재해석해야 한다. 이것은 뇌가 짊어진 숙명이다.

때문에 '본다' 는 행위는 인간의 의식으로는 제어할 수 없는 것이 되고 말았다. 무의식적인 현상이지. 우리는 뇌 해석에서 헤어날 수가 없다. 무엇이 '보인다' 라는 퀴리아는 뇌의 부자유스러운 활동의 결과라는 것이다.

그런 의미에서는, 제임스 랑게의 "슬프니까 눈물이 나는 것이 아니다. 눈물이 나니까 슬픈 거다" 라는 말도 절반은 옳다고 본다.

'슬프다' 라는 것은 퀴리아, 즉 생생하게 감각되는 것이다. 그러나 '슬프다' 라는 퀴리아는 아마도 단순히 뇌의 부산물, 뇌 활동의 결과에 지나지 않는다. 퀴리아가 우리 생활이나 마음을 풍부하게 해주는 것은 틀림이 없지만, 신경활동으로 생겨난 퀴리아가 다시 신경에 작용하는 일은 없다. 그래서 쿼리아 자체는 뇌가 낳은 최종 산물이라는 결론에 다다랐다. 이런 이야기는 추상적이라 조금 어려웠을지도 모르겠다.

다음으로, 인간이 추상적인 사고를 하는 것은 확실하며, 과연 무슨 목적으로 추상적인 사고를 하는지 생각해 보았다. 추상적인 사고는 눈앞에 있는 많은 사물들의 숨은 규칙을 뽑아내는 데 중요하며, 이는 생존을 위한 지혜라는 이야기도 했다. 즉 보이는 것의 표층적인 변화에 휘둘리지 않고, 거기에 숨어 있는 기본적인 요소를 확실하게 뽑아내고, 그것을 학습해서 다른 기회에 응용할 수 있도록 하는 데 추상적인 사고가 한몫 하는 것이라고 했다.

그 과정에서 기억은 아주 애매하고 쉽게 착각을 한다. 더구나 좀처럼 기억하지 못한다는 이야기도 했었지. 하지만 잘 생각해 보면 그 애매함과 학습 지체가 매우 중요하다고 했다. 완벽한 기억은 응용을 할 수 없기 때문에 도움이 되지 않는다. 다시 말해 응용을 할 수 없다면 기억을 해도 소용없겠지.

기억해야 할 정보를 쓸모 있게 보존하기 위하여 뇌는 사물을 일반화하는 '범화'라는 작용을 하고 있고, 그 범화를 위하여 정보를 천천히, 그리고 애매하게 축적해 나간다는 사실을 알았다. 그것이 우리의 기억이라는 것이다.

이어서 '그 애매함은 뇌의 어디에서 생겨나는가'라는 의문을 제기했다. 신경의 구조를 배웠고 그 애매함의 뿌리가 시냅스에 있다는 것을 알았다. 나아가 시냅스의 결합력이 중요하다는 이야기도 했다. 시냅스의 결합력은 기억력과 관계가 있어서 시냅스의 결합력이 변화하면 기억력도 변화한다는 실험 결과도 이야기했다.

그렇게 뇌 구조를 세부석으로 들여다본 다음, 이번에는 시각을 달리해서 '부분'만 봐서는 안 된다는 이야기도 했다. 신경이나 시냅스 같은 뇌의 부분 부분을 알았다고 해서 뇌를 파악한 것은 아니다. 부분을 합친 것이 전체라는 발상은 위험하다는 것이지. 그런 의미에서는 무엇이든지 단순화하는 것은 바람직하지 않은 것 같다.

아인슈타인은 '법칙은 단순할수록 아름답다'고 말했지만, 유감스럽게도 그는 '복잡계'를 알지 못했다.

즉, 부분과 전체는 서로 불가분하며 서로 영향을 미친다. 그리고 부분과 전체의 균형이 무너져 버린 것이 '질병'이다. 그런 이야기의 연장선상에서 알츠하이머병에 대해 이야기했다. 자, 이제 강의의 커다란 흐름이 머리에 그려지겠지?

그럼 한 가지 물어볼까? 자신이 처음에 가지고 있던 뇌의 이미지가 이번 강의를 통해서 어떻게 변했지? 그와 관련된 거라면 어떤 이야기라도 좋다.

20 사람의 뇌는 '유연성'을 낳기 위해 발달했다

저는 생물 수업을 듣고 있는데요, 어떻게 뇌가 우리 몸의 모든 것을 순간적으로 움직이게 하는지, 특히 어떻게 그렇게 빠르고 정확하게 다양한 일들을 할 수 있는지, 참 신기해요. 뇌는 모든 것을 조종하는 곳이라 아주 복잡한데도 아주 정확하게……

그래, 참 신기하지. 하지만 시냅스 한 개만 떼어 놓고 보면 아주 애매했잖아.

그런데 그것이 몇 개 연결되면…….

그래, 서로 연결되면 최종적인 결과는 매우 정확하지. 빨간 것을 보면 언제나 '빨간 것'이라고 생각한다. 하지만 뇌 속에서 작동하는 시냅스는 빨간 것을 봐도 겨우 20% 확률로 반응할 뿐이다. 그런 변덕스러운 부품(시냅스)으로 이루어져 있으면서도 뇌 전체는 매번 그것을 반드시 '빨간 것'이라고 인식할 수 있거든.

뇌가 몸 전체를 조종하고 있다는 이미지를 가지고 있었는데 오히려 몸이 뇌를 만들고 있다는 사실, 뇌와 몸이 밀접하게 관련되어 있다는 것이 인상적이었어요. 뇌도 부분화되어 있고 행동 하나하나는 극히 단순한데 그것이 전부 잘 연결되면, 서로 연계해서 이런 복잡한 일도 할 수 있군요.

정말 신기하지. 몸이 뇌를 지배하고 있다니 말이야. 자네는 테니스부 활동을 하고 있다니 잘 알겠군. 연습을 하면 실력이 향상된다는 사실이 바로 몸이 뇌를 지배하고 있다는 걸 말해 주는 거야. 연습을 하면 뇌 속에서 그 운동의 전용 회로가 만들어지고, 일단 만들어지고 나면 그때부터는 정보가 그곳을 매끄럽게 지나가게 된다. 그래서 처음에는 일일이 생각을 하면서 훈련을 할지도 모르지만 곧 무의식적으로 매끄럽게 몸을 움직일 수 있게 된다. 몸과 뇌가 얼마나 밀접하게 관계되어 있는지는 이렇게 일상생활에서도 체험으로 알 수 있지.

뇌를 알면 알수록 신기해요. 신경의 역할이나 상호 관계, 애매함 같은 것의 중요성을 알게 되었어요. 아직은 전체가 어떻게 돌아가는 것인지는 다 밝혀지지는 않았지만, 그런 연구를 계속해 나가면 언젠가는 그런 단편적인 지식들이 전부 연결되면서 규명이 될까요?

그렇지. 뇌 과학 지식은 아직 단편적이다. 크게 보면 이렇게 되어 있고, 미시적으로 보면 저렇게 되어 있고, 하는 식으로 조금씩은 파악하고 있지만, 그런 지식 하나하나가 커다란 스토리로 매끄럽게 연결되어 있지는 못한 상태다. 그것을 위한 돌파구, 즉 통일이론 같은 것을 기다리고 있는 상황이지. 아니, 기다리고 있다기보다 달성하려고 노력하고 있다.

뇌는 예민하고 복잡하며 뭐든지 할 수 있다는 이미지를 품고 있었는데, 인간의 뇌도 둔감하고 완벽하지는 않은 것 같다는 생각이 들었어요.

그래, 완벽하지 않은 것이 오히려 마음에 들지?(웃음) 너무 완벽하면 컴퓨터처럼 되어 버릴 테니까. 인간미라는 말도 있지만 그런 것은 역시 애매함 혹은 부정확함…… 그런 것에서 생겨나는 게 분명해.

컴퓨터처럼 되고 싶은 사람이 있을지도 모르지만, 컴퓨터가 할 일은 컴퓨터한테 맡기면 되겠지. 인간은 정확한 기록을 못하고, 장기간 정확하게 기억하지 못하니까 컴퓨터를 개발해서 이용하고 있는 거잖아. 그러니까 공연히 컴퓨터 같은 암기력을 가지려고 훈련하거나 경쟁하거나 할 필요는 없겠지. 특별히 암기가 좋아서 취미로 삼겠다면 상관없겠지만. 설사 내가 기대한 것처럼 기억을 하지 못한다고 해도, 자기 뇌의 애교쯤으로 받아들이는 것이 좋지 않을까?

뇌는 좀 더 치밀하고 확실한 것이라고 생각했어요. 이렇게 애매할 줄은 몰랐어요. 하지만 그 애매함 덕분에 이런저런 유연성이나 임기응변, 개성이 생긴다는 것이 흥미로웠어요.

그래. 지금 '유연성'이라는 말을 했는데, 사람의 뇌가 무엇을 위해서 이렇게까지 발달했느냐 하면, 바로 그 '유연성'을 낳기 위해서다. 이 한 마디가 핵심일 거야.

맨 처음 두리안이나 청국장을 먹은 사람은 훌륭하다

물론 하등한 동물에게도 뇌는 있지만, 그런 동물의 뇌는 유연성이 모자란다. 그래서 늘 입력과 출력이 거의 1대 1로 이루어지고, 싫어하는 것은 피하고 좋아하는 것에는 접근하는 식의 단순한 반응밖에 하지 못한다.

하지만 인간은 싫어하는 공부도 해야 할 때가 있고, 좋아하는 일이라도 참아야 할 때가 있다. 그렇게 함으로써 유연한 대응을 할 수 있게 된다. 그런 유연한 대응을 위하여 뇌가 이렇게 복잡하게 발달한 것이지.

그런데 두리안이라는 과일을 먹어 본 적이 있나?

냄새가 고약한 그거요?

그래, 아주 고약하지. 청국장 먹어 본 적 있지? 냄새가 지독하잖아. 곤충 같은 뇌밖에 가지고 있지 않다면 '우웩!' 할 정도로 역겨운 냄새가 나는 그 과일을 절대로 먹지 않겠지. 하지만 인간은 그것을 먹어 보려고 생각한 것이다. 나는 그런 점이 뇌의 위대함이라고 생각한다, 유연성 말이야(웃음).

다른 동물의 뇌와 비교하는 것을 들으면서, 인간의 뇌는 주체하지 못할 정도로 성능이 뛰어나다는 사실에 감탄했어요. 또 하나, 의식, 무의식과 관련해서, 지금까지 제가 떠올리던 이미지는 그냥 그 사이에 경계선이 있어서 한쪽은 의식이고 한쪽은 무의식에서라는 거였어요. 그래서 그 두 가지를 나눌 때는 먼저 의식을 정의하고 그 정의에 맞지 않는 것은 전부 무의식이라고 보았는데, 실제로 의식적인 행동은 아주 적고 대개가 무의식이었다니 신기해요.

음, 깜짝 놀랐지? 사람들은 자기가 사는 세계는 대부분이 의식으로 이루어지고 있다고 다분히 오만한 생각을 품고 있는데, 아마 인간의 행동 대부분은 무의식이고 뇌의 노예에 지나지 않아.

하지만 그것이 결코 나쁜 것만은 아니야. 대부분의 행동을 무의식으로 할 수 있다는 것은 조금만 생각해도 된다는 것 아닐까? 그래서 정보를 일일이 음미하거나 선택하지 않아도 어느 정도는 무의식적으로, 예를 들면 옷의 단추를 채우는 행동도 무의식적으로 할 수 있다. 그런 자잘한 행동까지 일일이 생각해서 해야 한다면 대단한 노력이 필요하겠지. 무의식적으로 할 수 있다는 것은 그래서 꼭 필요한 일이기도 해.

물론 그 때문에 뭘 깜빡 잊는다거나 착각을 한다거나 하는 실수도 겪지만, 그것은 일종의 부작용이라고 할까, 때로는 그런 문제점도 있다는 식으로 생각해야 겠지.

지금까지 인공지능은 불가능한 것이 아닌가 하고 생각했어요. 인간은 아무래도 기계가 될 수는 없다고 생각하지만, 강의를 듣고 보니, 현재 존재하는 기계는 그저 정밀할 뿐이지만 기계에 좀더 유연성을 갖게 하면 인간처럼 되지 않을까 하는 생각도 하게 되었어요.

인간의 뇌도 이온을 이용하고 기계도 전기를 이용하니까 크게 보면 양이 비슷한 셈이죠. 인간도 뇌가 없으면 몸을 움직이지 못하고 기계도 소프트웨어가 없으면 하드웨어가 작동하지 않으니까 인공지능도 잘만 하면 만들 수 있지 않을까, 라는 생각을 했습니다.

아주 좋은 점을 지적해 주었다. 행렬 계산(부록 참조)이라는 것이 있는데, 겨우 3개의 신경세포가 시냅스로 연결되어 있는 간단한 수리 모델이지만 인간과 어느 정도 비슷한 행동을 재현할 수 있다. 그러니까 좀더 복잡한 수리 모델을 만들면 동물의 뇌와 상당히 비슷하게 만들 수 있지 않을까?

다만 뇌 자체는 만능인지 모르지만, 그것은 인간의 몸속에서 이런 형태로 이런 위치에서 이런저런 정보를 입력받고 있기 때문에 결국 뇌의 성능은 인간의 신체에 의해 결정된다고 생각한다. 그러므로 우리가 생각하는 사고 패턴이라는 것은 언뜻 자유로운 것 같아도 실은 자유롭지 않다. 실제로 언어에 속박되고 있기 때문에 사고는 몸에 속박되어 있는 셈이다.

　가령 의학이나 수학이나 물리학, 기계공학 등의 과학이 진보하여 앞으로 새로운 AI(인공지능)가 생겨나고, 그 기계가 마음을 가진다고 가정하자. 설사 그런 기계가 생겨난다고 해도 우리 인간의 뇌는 그 기계의 마음을 이해하지 못할 거라고 본다. 그것은 전혀 다른 마음의 구조를 가진 생물이 되는 것은 아닐까, 그런 느낌이 든다. 물론 이것은 내 예감이다.

이제 모두들 의견을 말했군. 마지막으로 내 차례인데…….

나는 평소에는 연구실 안에서 실험만 하면서 지낸다. 이렇게 외부 사람들을 만나서 뇌 이야기를 할 기회가 거의 없지. 그래서 이번 강의를 할 때, 특히 첫 강의에서는 어떤 화제를 어떤 수준으로 꺼낼까 고민했다.

현재 내가 전공하고 있는 일에 관해 이야기한다면 아마 이해하지 못할 것이다. 너무 첨단이어서가 아니라 너무 세부적인 주제를 다루고 있기 때문이지. 그 내용을 이해시키려면 이 정도의 강의로는 부족하다. 그 정도로 세부적인 주제를 연구하고 있지.

그런 세부적인 내용을 말해 줘도 별로 재미가 없을 것이다. 왜냐하면 여러분이 알고 싶은 내용과, 전문가가 알고 싶은 내용 사이에는 상당한 거리가 있거든. 실제로 실험을 하고 있는 것은 전문가이지 일반인이 아니야. 그런 거리 차가 있는 한, 일반인이 궁금해 하는 점은 언제까지나 해명되지 않을 수도 있어. 물론 과학은 급속히 진보하니까 앞으로는 어떻게 될지 모르지만.

내가 이번에 너희에게 이야기한 내용 중에는 이해하기 쉽게 설명하려고 아주 과감하게 말한 것들도 꽤 많고, 복잡한 내용을 알기 쉽게 전하기 위해서 세세한 부분을 쳐내기도 했다. 그런 의미에서 이번에 강의한 내용이 다 옳다고 할 수는 없겠지. 애초에 밝혀지지 않은 점이 너무나 많기도 하고.

또 하나 말하고 싶은 것은…… '맹점' 실험을 기억하지? 보이지 않는 부분을 뇌가 멋대로 메워서 본다는 이야기. 사실은 보이지 않는 곳이지만, 뇌는 멋대로 상상하여 보고 있는 셈이지. 맹점과 마찬가지로 사고에서도 인간은 잘 모르는 것을 멋대로 상상해서 보완하고 있다. 잘 모르는 부분은 "아마 이렇게 되어 있을 거야" 하고 멋대로 상상하고, 무의식적으로 "아하, 이렇게 생각하니까 앞뒤가 척척 맞네" 하는 식으로 생각한다.

과학자도 사람이니까 틀림없이 그런 식으로 생각하고 있을 거야. 사실은 과학적으로 알지 못하면서도 아마 틀림없이 그럴 거라고 믿고, 더구나 자기가 그렇게 생각하고 있다는 것을 과학자 자신조차 의식하지 못하겠지. 그런 의미에서 현재의 개념이 뿌리에서부터 무너질 수도 있는 것이다.

이번에 내가 수업을 준비하면서도 바로 그런 점을 새삼 깨달았다. 이것은 나에게 아주 커다란 수확이 아닐까 생각한다.

그리고 또 하나, 뇌는 역시 어렵다는 것을 새삼 절감했다. 우리의 상상을 뛰어넘을 정도로 잘 만들어져 있는 장치지. 우리가 생활하고 있는 세계가 이렇게 신비하고 화려한 빛깔로 빛나고 있는데 그런 감각을 낳는 뇌가 그렇게 단순할 리가 없잖아. 그 복잡한 뇌를 이 정도의 강의로 간단하게 설명한다는 것은 불가능한 일이고 무모한 시도일 따름이지.

게다가 나는 뇌를 이해하려고 한다는 것이 애초에 오만하고 어리석은 도전이 아닌가, 라고 느끼기 시작했다. 왜냐하면 뇌를 이해하는 것도 우리 뇌를 통해서 하는 것이잖아. 뇌가 간단한 실험으로 해명될 정도로 단순한 것이라면, 그런 수준의 뇌를 사용해서 이렇게 복잡한 사고를 할 수가 없겠지. 인간은 이렇게 멋진 존재인데, 그 뇌가 그렇게 쉽게 파악될 리가 있겠어? 뇌 과학자란 사람은 그런 모순을 느끼면서도 여전히 꿈꾸기를 포기하지 않는 낭만주의자인 셈이지.

행렬을 사용한 기억 시뮬레이션

이번 과외시간에는 수학을 이용해도 '기억' 모델을 쉽게 만들 수 있다는 것을 이야기할 것이다.

이번 강의에서 배운 지식만 활용해도 뇌 모델을 쉽게 만들어 볼 수 있다. 신경세포가 단 세 개로 이루어진 모형이다. 진짜 뇌는 훨씬 복잡하지만, 여기에서는 단순화한 네트워크를 생각해 보자.

먼저 모델에 관해 이야기하기 전에, 잠깐 기 연습부터 해보자. 지금 이 그림처럼 2개의 신경이 결합되어 있다고 하자.

$$① \xrightarrow{\alpha} ②$$

이런 식으로 신경1은 신경2와 시냅스를 이루고 있다. 동그라미가 신경이고 화살표가 시냅스를 뜻한다. 이 경우는 신경1이 송신하는 쪽이고 신경2가 수신하는 쪽이다. 즉 신호는 신경1에서 신경2로 가는 것이다.

이 그림에서 중요한 것은 두 개의 신경이 결합되는 강도다. 이 강도를 'a' 라고 표시하자. 즉 a라는 기호는 시냅스의 강도를 표현하는 변수다. 이 수치가 클수록 시냅스에서 강하게 결합되어 있는 것이다. 즉 신호가 통과하기가 쉽다.

변수 a는 상황에 따라 변하지만, 그 변화의 방식에는 법칙이 있다. 그것을 '헤브의 법칙' 이라고 했지? 간단히 말하자면 '신경1과 신경2가 동시에 활동했을 때 결합이 강해진다' 는 것이다. 즉 a의 값이 지금 '0' 이었다면, 만약 두 개의 신경이 동시에 활동하면 0+1='1' 로 늘어난다. 그리고 다시 한 번 동시에 활동하면 1+1='2' 가 된다.

하지만 헤브의 법칙에는 그 반대의 패턴도 있어서, 신경이 동시에 활동하지 않으면 이번에는 거꾸로 a를 줄인다. 일종의 벌칙 같은 것이라고나 할까. 즉 a는 지금의 '2'에서 '1'로 줄어든다.

그럼 신경은 두 가지 상태밖에 취할 수 없겠지. 즉 활동하고 있느냐 활동하고 있지 않느냐. 이것도 수치화해 보면, 예를 들어 활동하고 있을 때를 '1', 활동하지 않을 때를 '-1'로 표시한다.

네? '-1'요?

제로라고 해도 좋아. 하지만 제로는 활동할 것인가 말 것인가 망설이고 있는 것으로 보기로 하고, 이번에는 '-1'로 해 두자.

그러면 예를 들어 양쪽 신경이 모두 활동할 때는 '1'을 세로로 두 개 늘어놓고,

$$\begin{pmatrix} 1 \\ 1 \end{pmatrix} \cdots\cdots 신경1 \atop \cdots\cdots 신경2$$

위 수식처럼 벡터로 표시할 수 있겠지. 즉, 이 벡터가 일어나면 a가 1만큼 늘어난다는 것이다. 마찬가지로 생각하면, 역으로

$$\begin{pmatrix} 1 \\ -1 \end{pmatrix}, \begin{pmatrix} -1 \\ 1 \end{pmatrix}$$

위의 두 가지 경우에는 a가 줄어들고,

$$\begin{pmatrix} -1 \\ -1 \end{pmatrix}$$

위와 같을 때는 a가 변화하지 않는 것이지.

자, 여기까지가 기 내용이다. 이제부터 본제로 들어가자.

오늘 시험해 보는 뇌 모델은 세 개의 신경으로 이루어져 있다. 그리고 이것을 그림으로 표현하면 다음과 같이 된다.

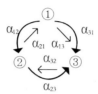

조금 복잡해 보이지만, 그렇게 어려운 것은 아니다. 여기에 신경1, 2, 3 모두 세 개가 있는데, 각각 서로 손을 잡고 있으므로 전부 6개의 시냅스가 있는 것이다. 그래서 각 시냅스의 강도를 α_{12}라든지 α_{23}이라는 식으로 표현한 것이다. α_{12}는 신경1에서 신경2로 향하는 시냅스의 강도라는 뜻이다.

아직 수학 알레르기를 일으키지는 않겠지? 그런데 이 그림은 보기가 조금 불편하니까 간단하게 만들기 위해서 다음과 같이 '행렬'을 사용해서 적어 보자.

$$\begin{pmatrix} \alpha_{11} & \alpha_{12} & \alpha_{13} \\ \alpha_{21} & \alpha_{22} & \alpha_{23} \\ \alpha_{31} & \alpha_{32} & \alpha_{33} \end{pmatrix}$$

어? α_{11}은……

아까 그림에는 없었지. 그래서 α_{11}, α_{22}, α_{33}의 대각선에 있는 세 개는 늘 제로라고 생각하면 된다.

그럼 처음의 뇌 상태는 전부 제로라고 해보자. 그러면 다음과 같이 된다.

$$\begin{pmatrix} 0 & 0 & 0 \\ 0 & 0 & 0 \\ 0 & 0 & 0 \end{pmatrix}$$

기 상태, 아무 것도 모르는 아기의 뇌라고 생각하면 되겠지.

한편 신경활동은 벡터로 표현되었다. 예를 들면,

$$\begin{pmatrix} 1 \\ 1 \\ -1 \end{pmatrix}$$

위와 같이 적으면 신경1과 신경2는 활동하고 있고, 신경3은 활동하지 않고 있는 것이다. 그럼 이 (1, 1, -1)의 활동 조합을 패턴A라고 부르자.

그럼 3개의 신경으로 이루어진 네트워크에 패턴A의 활동이 일어났다. '헤브의 법칙'을 사용하면 이 행렬 속의 수치가 변화하겠지.

다시 한 번 설명할까? 예를 들면 패턴A에서는 신경1과 2가 동시에 활동하고 있으니까 α_{12}와 α_{21}이 강해지겠지. 한편 신경2와 3은 한 쪽만 활동하니까 α_{23}과 α_{32}는 약해지겠지. 그런 식으로 패턴A가 나타나면 결과적으로 행렬은,

$$\begin{pmatrix} 0 & 1 & -1 \\ 1 & 0 & -1 \\ -1 & -1 & 0 \end{pmatrix}$$

위와 같이 변화한다. 그러므로 패턴A가 세 번 연속으로 나타나면,

$$\begin{pmatrix} 0 & 3 & -3 \\ 3 & 0 & -3 \\ -3 & -3 & 0 \end{pmatrix}$$

행렬이 패턴A로 되돌아가 변화했다. 즉 가역성이란 것이지.

그럼 다음 문제는 '이 행렬이 무엇을 할 수 있을까'라는 것이다. 이해되나? 그래. 이 행렬은 패턴A를 생각해 낼 수 있는 것이다.

생각해 낸다는 것은 행렬의 '곱셈'을 말한다. 예를 들어 패턴A(1, 1,

-1)를 생각해 내고 싶었다면 다음과 같이 하면 된다.

$$\begin{pmatrix} 0 & 3 & -3 \\ 3 & 0 & -3 \\ -3 & -3 & 0 \end{pmatrix} \times \begin{pmatrix} 1 \\ 1 \\ -1 \end{pmatrix}$$

어때? 행렬 계산법은 수학시간에 배웠지? 답은 이렇게 된다.

$$\begin{pmatrix} 0 & 3 & -3 \\ 3 & 0 & -3 \\ -3 & -3 & 0 \end{pmatrix} \begin{pmatrix} 1 \\ 1 \\ -1 \end{pmatrix} = \begin{pmatrix} 6 \\ 6 \\ -6 \end{pmatrix}$$

할 수 있겠지?

여기에서 '6' 이나 '-6' 같은 숫자가 나왔군. 하지만 신경이란 놈은 '1' 과 '-1' 밖에 취할 수 없으니까 플러스 수라면 '1' 과 같다고 생각하고, 역으로 마이너스 수라면 '-1' 과 같다고 생각하는 거야. 그러면 어떻게 되지?

$$\begin{pmatrix} 6 \\ 6 \\ \sim 6 \end{pmatrix} \approx \begin{pmatrix} 1 \\ 1 \\ -1 \end{pmatrix}$$

봐라, 생각해 내고 있잖아. 처음으로 기억한 패턴A(1, 1, -1)와 같다. 알겠지? 기억한 것을 행렬로 생각해 낼 수 있다니 대단하지?

하지만 이 정도로 놀라면 안돼. 이 뇌 모델은 또 여러 가지를 할 수 있거든.

그럼 새로운 패턴을 배워볼까? 예를 들면 패턴B로서,

$$\begin{pmatrix} 1 \\ -1 \\ 1 \end{pmatrix}$$

이 새로운 패턴의 벡터를 사용해 보자. 이미 패턴A를 세 번 학습한 행렬에, 이 패턴B를 두 번 연속으로 가르치면,

$$\begin{pmatrix} 0 & 3 & -3 \\ 3 & 0 & -3 \\ -3 & -3 & 0 \end{pmatrix} 이 \begin{pmatrix} 0 & 1 & -1 \\ 1 & 0 & -5 \\ -1 & -5 & 0 \end{pmatrix}$$

이렇게 되겠지. 이제 익숙해져서 쉽게 계산할 수 있겠지?

그럼 여기서 이 새로운 행렬이 첫 패턴A(1, 1, -1)을 지금도 기억하고 있는지를 확인해 보자.

$$\begin{pmatrix} 0 & 1 & -1 \\ 1 & 0 & -5 \\ -1 & -5 & 0 \end{pmatrix} \begin{pmatrix} 1 \\ 1 \\ -1 \end{pmatrix} = \begin{pmatrix} 2 \\ 6 \\ -6 \end{pmatrix} \sim \begin{pmatrix} 1 \\ 1 \\ -1 \end{pmatrix}$$

와아…….

봐라, (1, 1, -1)이다. 아직도 패턴A를 똑똑히 생각해 낼 수 있군. 행렬 내용이 완전히 변해 버렸는데도 아직도 기억하고 있다니 정말 훌륭하지?

그럼 두 번째로 기억한 것, 패턴B(1, -1, 1)는 어떨까? 어때, 이것을 기억하고 있을 것 같아?

$$\begin{pmatrix} 0 & 1 & -1 \\ 1 & 0 & -5 \\ -1 & -5 & 0 \end{pmatrix} \begin{pmatrix} 1 \\ -1 \\ 1 \end{pmatrix} = \begin{pmatrix} -2 \\ -4 \\ 6 \end{pmatrix} \sim \begin{pmatrix} -1 \\ -1 \\ 1 \end{pmatrix}$$

자, 어때, 기억하고 있나?

(-1, -1, 1)이니까…….

그래, (-1, -1, 1)이니까 패턴B (1, -1, 1)하고는 다른 것이 나와 버렸군. 하지만 끝의 성분 두 개를 주목해 보면, 이 부분은 기억하고 있다. 이

것이 무슨 뜻이냐 하면, 기억이 완벽하지 않았다는 것이다. 왜냐하면 패턴B는 두 번밖에 가르치지 않았잖아. 패턴A는 세 번 했고. 학습 횟수가 많으면 많을수록 잘 기억해 낼 수 있다는 것이다. 두 번밖에 기억하지 않은 쪽이, 혼재되어 있던 다른 기억에 방해를 받아서 어중간하게 생각해 내고 만 것이다. 왠지 사람의 기억하고 닮았군. 이것이 이 뇌 모델의 첫 번째 포인트다.

그리고 또 한 가지 포인트가 있다. 그것은 '추리' 라는 사고과정이다.

예를 들면 생각해 내고 싶은데 정보가 완벽하지 않을 때도 있지. 뒷모습만 보고 누구를 알아맞히는 것처럼, 일부 정보만으로 전체를 추측하는 것도 일상생활에서 흔히 있는 일이다.

예를 들면 이 뇌 모델에서 패턴A(1, 1, -1)를 생각해 내고 싶다고 하자. 하지만 '(1, 1, ?)…… 음, 마지막이 뭐였더라?' 이렇게 잘 생각이 나지 않을 경우가 있지. 이럴 때는 잘 모르는 부분에 애매한 숫자 '0' 을 넣는 것이다. (1, 1, 0). 그러면 어떻게 되지?

$$\begin{pmatrix} 0 & 1 & -1 \\ 1 & 0 & -5 \\ -1 & -5 & 0 \end{pmatrix} \begin{pmatrix} 1 \\ 1 \\ 0 \end{pmatrix} = \begin{pmatrix} 1 \\ 1 \\ -6 \end{pmatrix} \approx \begin{pmatrix} 1 \\ 1 \\ -1 \end{pmatrix}$$

그렇지. 즉, 불완전한 정보를 가지고도 전체를 보완해낼 수 있다는 것이다.

이렇게 단순하게 3개의 신경세포와 '헤브의 법칙' 만 사용해도 신경회로는 제대로 기억할 수 있고, 생각해 낼 수도 있다. 공부가 부족하면 잘못 생각해 내기도 한다. 나아가 추측하는 것도 가능하다. 행렬이라는 수식에서 놀랄 정도로 애매함과 유연성이 생겨나서, 마치 뇌와 같은 과정이 나타나는 것이지. '수리 네트워크' 에 잠재된 가능성을 실감할 수 있겠지?

물론 이 뇌 모델은 지나치게 단순하다. 뇌의 신경이 3개만 있는 것도 아니고, 시냅스도 6개만 있는 것이 아니다. 실제로는 엄청나게 많지. 1,000억 개의 신경과 1,000조 개의 시냅스가 있으니까. 따라서 뇌가 온갖 정교한 일을 할 수 있는 것은 당연하다고 말할 수 있을 것이다.

▌후 기 ▌

이 책은 2004년 봄, 게이오기주쿠 뉴욕학원 고등부에서 있었던 뇌 과학 강의를 기록한 것입니다. 이 강의는 모두 열흘 안에 이루어졌습니다.

강의에 참가할 학생으로 중고생 여덟 명을 선착순으로 뽑았습니다. 제 희망대로 정원을 적게 잡았습니다. 이번 기회를 단순한 강의로 끝내고 싶지 않았기 때문입니다. 학교 수업 같은 일방통행식이 아니라, 인원수를 제한해서 친밀한 대화식으로 꾸리고 싶어서 그렇게 부탁했습니다. 그러면 학생들의 예상 밖의 반응이 현장감을 높여 줄 것이고, 강의의 틀을 넘어 재미있고 역동적인 화제를 만들어 낼 거라고 확신했기 때문입니다. 그러한 의도는 이 책에 착실하게 반영되어 있을 것입니다.

이 강의는 앞으로도 계속 성장해 갈 이케가야 유지라는 사람의 뇌 과학관이 지금까지 걸어온 발자취이기도 합니다. 여기에는 지금의 제 모습이 투영되어 있습니다. 그리고 스스로는 제 자신이 고교 시절에 이런 일련의 강의를 들었더라면 틀림없이 인생이 달라지지 않았을까, 하고 생각할 만한 내용과 밀도라고 자부합니다. 이제 이 강의가 책이라는 프리즘을 통해 여덟 명의 중고생을 넘어서 독자들에게도 전해지게 되었습니다. 이 책을 읽은 여러분의 질타와 격려는 제게 무엇보다 힘찬 격려가 될 것입니다. 아사히출판사의 홈페이지에 이 책에 대한 감상을 올릴 수 있는 사이트가 마련되어 있습니다(http://www.asahipress.

com/shinka/). 올려 주시는 글은 물론 하나도 빠짐없이 전부 읽겠습니다. 여러분의 의견은 저희 새로운 도전에 참고가 될 것입니다. 부디 꼭 글을 올려주시기 바랍니다.

마지막으로, 강의할 기회를 허락해 주신 아사히출판사의 아카이 시게키 씨, 실제 강의를 하는 데 여러 모로 많은 도움을 주신 게이오기주쿠 뉴욕학원의 선생님과 재팬 소사이어티의 여러분, 두 눈을 반짝이며 진지하게 강의를 들어준 15살부터 18살까지의 젊은이 8명, 그리고 조언자로 강의에 참가해 준 아내에게 진심으로 감사의 말씀을 드립니다. 참으로 고맙습니다.

이케가야 유지

　매년 3월 셋째 주는 '뇌 주간'으로서, 세계 57개국에서 뇌 과학의 홍
보를 위하여 다양한 행사를 엽니다. 그만큼 뇌 과학에 대한 일반의 관
심이 아쉽다는 얘기겠지요. 다만 최근에는 상황이 상당히 개선되고
있는 것 같습니다. 각국 정부와 연구기관, 대기업마다 거액의 뇌 연구
기금을 조성하고 관련 법규를 제정하는 등 뇌에 관한 관심이 전에 없
이 본격적입니다. 또 얼마 전부터는, 상당수가 실용적인 내용이기는
해도, 뇌에 관한 책이 다양하게 출간되어서 대중적으로 읽히고 있습
니다. 몇 년 전까지만 해도 뇌 연구자들이 연구비를 마련하지 못해 발
을 동동 굴렀다는 이야기를 읽은 적이 있지만, 적어도 그런 상황은 벗
어나고 있는 것 같습니다.

　요즘은 뇌를 흔히 '21세기 과학기술의 마지막 프런티어'라고 합니
다. 매우 매력적인 캐치프레이즈인 것은 분명하지만, 뇌를 실용적인
시각으로만 바라보는 것 같은 느낌이 드는 것도 사실입니다. 뇌는 실
용적인 시각으로만 보기에는 인간 존재와 무나도 밀착된 영역입니
다. 특히 가상공간과 현실공간이 착종되고, 포유동물이 복제되는 등
인간의 정체성에 대한 의문이 전면에 드러난 지금은 철학적인 시각으
로 뇌를 바라보는 것도 필요하지 않을까 생각합니다.

　그런 의미에서, 젊은 과학자 이케가야 유지의 이 책은 능히 권할 만
한 책이라고 봅니다. 저자는 뇌 과학의 최신 성과를 알기 쉽게 소개하

면서도 뇌에 관한 철학적인 주제들—인간의 정체성, 의식과 무의식, 인식의 객관성 문제 등—을 슬쩍슬쩍 보여 주고 있습니다. 그래서 독자들은 그의 책을 읽는 내내 풍부한 영감을 느끼고 지적 호기심을 자극받게 됩니다. 이 점이 이 책의 커다란 매력이라고 생각합니다. 저자가 고교생들을 상대로 강의를 해 달라는 부탁을 기꺼이 받아들인 것도 뇌 이야기가 가지고 있는 이러한 매력 때문일 거라고 추측해 봅니다.

고대인들이 불의 원리를 모르면서도 불을 이용할 수 있었던 것처럼, 뇌를 완전히 규명하지 못해도 뇌 과학이 발전할 여지는 얼마든지 있을 것입니다. 나노기술을 비롯한 첨단 과학기술의 발전 속도를 보면, 정말 '토털리콜' 이란 여행사가 영업을 개시할 날이 올지도 모른다는 생각도 듭니다.

그런 날이 온다고 해도 뇌 자체는 여전히 미지의 영역으로 남아 있겠지요. 혹자는 인간의 인식이 가지고 있는 한계를 들어 앞으로도 인간은 뇌를 끝내 규명할 수 없을 것이라고 전망하기도 합니다. 어쩐지 이 불가지론에 기꺼이 한 표를 던지고 싶은 마음입니다.

2005년 이규원

이케가야 유지 池谷裕二

1970년생. 컬럼비아대학 생물학 강좌 박사연구원.

도쿄대학 약학부와 동대학원을 수석 입학하고 졸업했다. 1998년 해마 연구로 도쿄대학 대학원 약학계 연구과에서 약학박사 학위를 받았다.

저서로《해마》(공저)《단순한 뇌 복잡한 나》《뇌 기억력을 키우다 -최신 뇌과학이 말하는 기억의 구조와 단련법》등이 있다.

옮긴이 이규원

1963년 서울 출생. 한국외국어대학교에서 일본어를 전공하고, 단행본 기획과 번역에 종사하고 있다. 옮긴 책으로는《단순한 뇌 복잡한 나》《친절한 생물학》《뇌를 단련하다》《정화의 남해대원정》《인터넷 자본주의혁명》《사색기행》등 다수가 있다.

교양으로 읽는 **뇌과학**

1판 1쇄 발행 2005년 8월 29일
1판 9쇄 발행 2014년 3월 3일
2판 1쇄 발행 2015년 11월 5일
2판 5쇄 발행 2024년 2월 23일

지은이 · 이케가야 유지
옮긴이 · 이규원
펴낸이 · 주연선

총괄이사 · 이진희
편집 · 심하은 백다흠 허단 김서해 이우정 박연빈 허유민
디자인 · 손주영 이다은 김지수
마케팅 · 장병수 김진겸 이선행 강원모
관리 · 김두만 유효정 박초희

(주)은행나무

04035 서울특별시 마포구 양화로11길 54
전화 · 02)3143-0651~3 | 팩스 · 02)3143-0654
신고번호 · 제 1997-000168호(1997. 12. 12)
www.ehbook.co.kr
ehbook@ehbook.co.kr

ISBN 978-89-5660-951-5 03510